增强型体外反搏
临床培训实用教程

OPERATION MANUAL OF ENHANCED EXTERNAL COUNTERPULSATION

伍贵富　张新霞　冷秀玉　主编

SPM
南方传媒

广东科技出版社
全国优秀出版社

· 广 州 ·

图书在版编目（CIP）数据

增强型体外反搏临床培训实用教程 / 伍贵富，张新霞，冷秀玉主编. —广州：广东科技出版社，2024.8

ISBN 978-7-5359-8329-9

Ⅰ. ①增⋯　Ⅱ. ①伍⋯　②张⋯　③冷⋯　Ⅲ. ①体外反搏—技术培训—教材　Ⅳ. ①R654.1

中国国家版本馆CIP数据核字（2024）第091493号

增强型体外反搏临床培训实用教程

Zengqiangxing Tiwaifanbo Linchuang Peixun Shiyong Jiaocheng

出 版 人：严奉强
责任编辑：何钰怡　李　旻
装帧设计：友间文化
责任校对：杨　乐
责任印制：彭海波
出版发行：广东科技出版社
　　　　　（广州市环市东路水荫路11号　邮政编码：510075）
销售热线：020-37607413
https://www.gdstp.com.cn
E-mail：gdkjbw@nfcb.com.cn
经　　销：广东新华发行集团股份有限公司
印　　刷：广州市彩源印刷有限公司
　　　　　（广州市黄埔区百合三路8号　邮政编码：510700）
规　　格：787 mm×1 092 mm　1/16　印张12　字数240千
版　　次：2024年8月第1版
　　　　　2024年8月第1次印刷
定　　价：68.00元

如发现因印装质量问题影响阅读，请与广东科技出版社印制室联系调换
（电话：020-37607272）。

编 委 会 名 单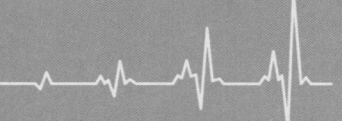

主　编　伍贵富　张新霞　冷秀玉
副主编　张　辉　沈　琳　周　滔

编　者（按照姓氏拼音排序）

陈志君　黄家星　冷秀玉　梁建文　梁　崎　刘伟静

潘　玮　沈　琳　唐　亮　王　雁　伍富军　伍贵富

熊　丽　许丹焰　杨　展　张　辉　张新霞　赵　威

周　滔　周文娟

主编简介

伍贵富，二级教授、一级主任医师、博士研究生导师、中山大学附属第八医院心血管内科学科带头人、主任，美国心脏病学院Fellow，广东省医学领军人才，享受国务院政府特殊津贴专家，科技部国家重点研发计划项目首席专家。1991年起师从"增强型体外反搏之父"郑振声教授开展 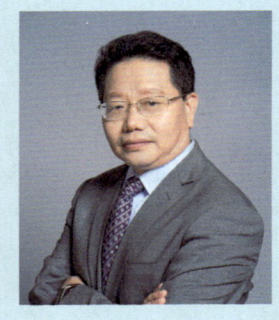 体外反搏技术与应用研究，联合国内外专家创立国际体外反搏学会并担任资深副主席，为中国生物医学工程学会体外反搏分会第一届、第二届主任委员。主持省部级以上科研项目20余项，主编《增强型体外反搏——理论与实践》，在国内外核心学术期刊，包括*Circulation*、*ATVB*等发表研究论文200余篇，牵头撰写并发表多部体外反搏应用相关专家共识。

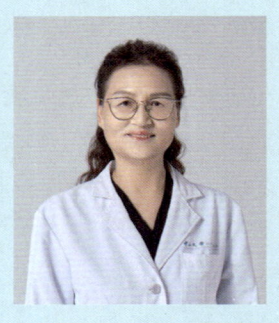

张新霞，医学博士、主任医师、硕士研究生导师，中山大学附属第八医院心血管康复中心主任、心血管内科副主任、大内科主任，中国生物医学工程学会体外反搏分会副主任委员，广东省医学会内科学分会常务委员。从事心血管疾病的内科诊疗工作30余年，擅长心力衰竭、高血压、高血脂、冠心病的防控及心血管康复与体外反搏治疗。

冷秀玉，医学博士，美国得克萨斯大学西南医学中心博士后，中山大学附属第一医院心血管康复/体外反搏中心主任，国家卫生健康委员会卫生健康技术推广专家，中国生物医学工程学会体外反搏分会副主任委员兼秘书长，广州市健康科普专家。长期致力于体外反搏技术的临床应用及学术推广。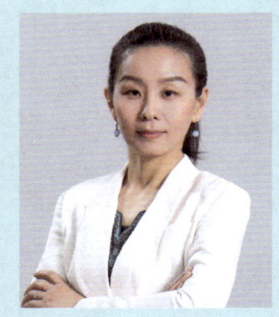

🩺 前言

　　增强型体外反搏（简称"体外反搏"）在临床应用已逾40年，迄今已经推广到全球40多个国家和地区，是慢性心脑血管疾病治疗和康复领域的一项绿色、安全、有效和易于推广的非药物、非手术干预手段。

　　随着我国心血管康复事业的蓬勃发展，越来越多的医疗卫生单位提供了体外反搏治疗服务，直接接触体外反搏疗法的医、技、护人员和基层卫生保健工作者，迫切需要一本简明扼要的手册作为操作指引和培训教程，以确保体外反搏临床操作的安全和有效使用。为此，我们组织全国从事体外反搏且具有丰富经验的专家团队撰写了本教程，从体外反搏的工作原理和治疗机制，如何选择适宜的患者，体外反搏操作注意事项与常见问题处理，以及体外反搏疗效评估方法等若干重点内容进行简要阐述。

　　体外反搏不是一个简单的物理疗法，更不是一个单纯的按摩装置，其工作原理和治疗机制涉及医学基础、临床、医学工程、血管生物学与生物力学等诸多学科门类，是学科交叉融合发展的典型成果，更是个体医疗和精准医学在临床应用的综合体现。

尽管体外反搏疗法在临床应用多年，但其治疗机制和疗效评价体系均还有待于进一步探索，因此本教程涉及的一些内容不一定完全准确，期待读者在临床实践中继续丰富和完善，并提出宝贵的修改意见。

让我们从基本的规范出发，将体外反搏的治疗和康复效果达到极致！

编者

2024年3月

目录

第七章 体外反搏的操作与要点

第八章 正确理解和解读体外反搏临床指南与专家共识

第九章 体外反搏的疗程、疗效、随访管理及基层应用

第十章 体外反搏在脑血管疾病中的应用与疗效评价

第十一章　儿童体外反搏操作规范

第十二章　体外反搏中心（室）的建设与管理

与体外反搏相关的
心血管生理基础

体外反搏疗法（external counterpulsation，ECP）的作用原理为在人体心电R波触发下，于心脏舒张期通过向包裹在小腿、大腿和臀部的三级气囊进行自下而上的序贯充气加压，迫使动脉血流于舒张期反向回流至主动脉根部，其他未受压迫的动脉及其分支（冠状动脉、肝肾动脉、胃肠动脉、颈动脉、脑动脉等）亦于舒张期再次出现血流灌注，从而改善心肌等器官、组织的供血。体外反搏治疗产生的双脉动血流［在一个心动周期内同时出现收缩波和舒张期增压波（舒张期增压波也称"反搏波"）］，和因血流速度加快导致的血流切应力增加是体外反搏独特的血流动力学特征。要想充分理解和掌握体外反搏的工作原理、作用机制并保证其疗效，必须了解与体外反搏相关的心脏与循环生理学知识。

第一节 心动周期和心输出量

一、心动周期

心脏周期性节律性收缩和舒张是血液循环功能活动的基础。心脏每收缩和舒张1次为一个心动周期。心房收缩在前，心室收缩在后。在一个心动周期中，心房和心室的收缩期均短于舒张期。如成年人平均心率以每分钟75次计算，则每一个心动周期平均为0.8s，其中心房收缩期平均为0.11s，舒张期平均为0.69s；心室收缩期平均为0.27s，舒张期平均为0.53s。通常所指的心动周期是指心室的机械性收缩和舒张活动周期，其中收缩期占时1/3，舒张期占时2/3。心率增快时，心室收缩期和舒张期都缩短，但舒张期缩短的程度较收缩期更明显。

心脏泵血的周期性导致心房、心室的容积，心内压、血管内压，心内瓣膜的启闭，以及血流速度等发生周期性的变化，这些变化驱使血液在血管内沿着一定的方向流动。由此可见，由心电刺激导致的心肌收缩和舒张，使得心腔内压力梯度发生改变是血液流动最主要的驱动力。

以心室的收缩和舒张活动为中心，整个心动周期按8个时相进行活动。

（一）等容收缩期

相当于心电图R波顶峰时心室开始收缩。心室肌强有力的收缩使心室压急剧升高，当超过心房压时，左、右心室内血液即分别推动左、右房室瓣使其关闭。室内压急剧上升，但在未超过主动脉压〔舒张期末约为80mmHg（1mmHg≈0.133kpa）〕和肺动脉压（舒张期末为8~10mmHg）时，半月瓣仍处于关闭状态。在这段时间内（在人体这段时间平均为0.05s），房室瓣与半月瓣均关闭，心尖到基底部的长度缩短，心室变得较圆，心室肌张力增高，而心室容积不变，故称等容收缩期。

（二）快速射血期

心室肌继续收缩，心室压超过主动脉压和肺动脉压，两侧半月瓣被冲开，血液射入主动脉和肺动脉并很快达到最大速度。快速射血期末心室压力达到顶峰（左心室120~130mmHg，右心室24~25mmHg）。此期平均历时0.09s，约占收缩期1/3时间，而射出的血量占每搏输出量的80%~85%。

第一章　与体外反搏相关的心血管生理基础

（三）减慢射血期

在此期间，心室收缩力量和室内压开始减小，射血速度减慢。此时心室压略低于主动脉压，但因心室收缩的总能量（压力能量加动能）仍然高于主动脉中的总能量水平，所以血液得以继续从心室射出，平均历时0.13s，然后进入心室舒张期。

（四）舒张前期

心脏收缩期加速后进入舒张期，心电信号T波结尾一般可视为心脏收缩期即将结束，舒张期即将开始，也意味着主动脉瓣关闭时刻即将到来。这个节点即进行体外反搏治疗时充气和排气时序控制系统需识别的节点。此期心室开始舒张，射血停止，心室压急速下降。左心室压原已略低于主动脉压，而右心室压迅速降到低于肺动脉压，两侧半月瓣迅速关闭，阻止血液倒流入心室。从心室舒张开始到半月瓣关闭这一段时间称为舒张前期，历时约0.04s。

如果不考虑血流和压力传导的延迟，理论上体外反搏气囊充气导致反搏波起始的时间点应位于主动脉波形之主动脉关闭切迹点（aortic notch），但实际上因为动脉弹性和血液黏滞度等存在差异，每个人的动脉波传导速度是不同的，因此通常在心电图T波波峰附近即发出体外反搏的气囊充气信号，以确保反搏波到达主动脉根部时刚好处于主动脉瓣关闭状态，不至于增加心脏的射血负荷。

（五）等容舒张期

半月瓣关闭时心室压仍然高于心房压，房室瓣仍然关闭。当心室压继续下降到低于心房压时，房室瓣才开放。从半月瓣关闭到房室瓣开放这段时间内，心室压迅速下降，而心室容积基本保持不变，称为等容舒张期，历时约0.08s。

（六）快速充盈期

房室瓣开放后心室容积迅速扩大，这时心室压更低于心房压，积聚在心房和大静脉的血液迅速冲进心室，历时约0.11s。心室内血液约有2/3是在这段时间获得充盈的。

（七）减慢充盈期

随着心室血液的快速充盈，静脉内血液经心房回流入心室的速度逐渐减慢，房室间压差减小，而心室容积进一步增大，称为减慢充盈期，历时约0.19s。

（八）心房收缩期

在心室舒张期末，心房开始收缩，心房压升高将残留的血液射入心室，使心室充盈度进一步提高，心室压力也出现一个小的升高。随即心房舒张，房内压降低，这有助于房室瓣的关闭，故在心室收缩前房室瓣已有关闭的趋势。至下一次等容收缩开始时，即完成一个心动周期。

体外反搏治疗中，气囊充气加压必须在主动脉瓣完全关闭后才能进行，气囊排气卸荷必须在主动脉瓣开启之前完成，如此才能在不增加心脏的后负荷下同时保证治疗的效果。因此，合理的体外反搏系统必须获得主动脉瓣启闭的准确时间才能实现充气、排气的有序精确设定。由于心脏机械活动周期受电活动周期控制，因此，通过采集心电信号结合指脉波可大致实现反搏的控制。事实上，充气、排气信号的精确设定因个体特征如血管弹性、血液黏滞度等不同而面临不小的挑战，这也是体外反搏装置研制过程中需要攻克的难题之一。

另外，由于心率增快时舒张期的缩短更明显，因此，如果心率过快（＞100次/min），则舒张期缩短，体外反搏的保压时间缩短，治疗效果不佳；如果心率过慢（＜50次/min），舒张期延长，则可能会因充气加压时间过长而导致肢体出现不适感。例如，心房颤动（简称"房颤"）患者由于心电图R-R间期绝对不等，如心室率过快或过慢，导致气囊不规则充气、排气，患者治疗的舒适度因此受到明显影响。另外，如存在早搏，若为偶发早搏则影响不大，但若为频发的房性或室性早搏，则同样会导致气囊不规则充气、排气，继而影响患者治疗的舒适度。

二、心输出量

心输出量为每搏输出量与心率的乘积。每搏输出量为心室舒张末期容积与收缩末期容积的差值。所有影响舒张末期容积、收缩末期容积和心率的因素都会影响心输出量。

心室舒张末期容积受心腔大小、心肌的舒张功能、房室瓣膜口面积、舒张期时长和回心血量等的影响，心室收缩末期容积受心肌收缩力、流出道的通畅性和主动脉压（后负荷）等的影响。这些因素的改变均会导致每搏输出量的变化。

此外，如心率过快，舒张期缩短，左心室充盈时间缩短，回心血量减少，会使得每搏输出量减少；心脏的后负荷（主动脉压）升高，心室射血时间缩短，同样使得每搏输出量减少。如每搏输出量不变，心率的增加可使心输出量增加。

体外反搏可从两个方面影响每搏输出量。第一个方面，由于下肢气囊的挤压作用，下腔静脉回心血量增加，左心室舒张末期容积增加，每搏输出量即增加；第二个方面，在收缩期气囊排气时，动脉舒张，血管内压降低，心脏后负荷降低，射血期延长，每搏输出量即增加。

需要注意的是，心功能下降患者在进行体外反搏治疗时，如气囊压力较低，心肌不能达到有效的舒张期血流灌注，但因同时下肢静脉依然被挤压，导致回心血量增加，会有加重患者心功能不全的风险。

另外，由于体外反搏不影响心率，患者在治疗过程中心率不变或只稍微降低，因此心输出量的增加主要由每搏输出量的增加决定。

第二节　血管的解剖、生理和器官血流灌注

一、血管系统

人体的血液循环系统分为体循环和肺循环。体循环中，左心室泵出的血液进入主动脉。主动脉管壁坚厚，富含弹性纤维，有明显的可扩张性和弹性。血液进入主动脉后，主动脉压升高，一方面推动血管内的血液向前流动，另一方面使主动脉扩张、容积增加。因此，在射血期内，左心室射出的血液一部分被贮存在大动脉内，这种功能称为弹性贮器作用，故此种大动脉又称为弹性贮器血管。射出的血液剩余部分则进入外周，在主动脉瓣关闭后，扩张的大动脉管壁发生弹性回缩将血液继续向外周方向推动。

从弹性贮器血管到分支为小动脉前的动脉管道称为中动脉，也被称作分配血管（distribution vessel）。中动脉继续分支，管径逐渐变小形成小动脉和微动脉。外周血管小动脉和微动脉对血流产生的阻力，

即外周阻力，在一定程度上维持正常血压。因这些小动脉和微动脉位于毛细血管之前，所以又叫毛细血管前阻力血管，它们的收缩和舒张可显著影响器官和组织中的血流量。

微动脉继续分支并最终形成毛细血管。毛细血管是极细微的血管，管径平均为6～9μm，于动脉、静脉之间互相连接成网状。毛细血管数量多，分布广泛，除软骨、角膜、毛发上皮和牙釉质外，遍布全身。其管壁薄、管径小、通透性大，血流流速小，是血液与组织之间进行物质交换的主要场所。经过交换的血液汇集于静脉，经上腔或下腔静脉回流到右心房，通过右心室及肺动脉再进入肺循环。由于各级静脉容纳了体循环的大部分血量，因此又被称为容量血管。

典型的微循环由微动脉、后微动脉、毛细血管前括约肌、真毛细血管、通毛细血管动静脉吻合支（直捷通路）和微静脉等部分组成。微动脉管壁富含平滑肌；后微动脉管径更小，平滑肌层不连续，每条后微动脉向一根或数根真毛细血管供血；真毛细血管管壁由单层内皮细胞构成，外面有基膜包围，起始部的平滑肌细胞称毛细血管前括约肌；微静脉内径较大，含平滑肌纤维较少；直捷通路是指血液从微动脉经后微动脉和通血毛细血管进入微静脉的通路。微循环中的血流一般为层流，其血流量与管道两端的血压差成正比，与血流阻力成反比。由于器官物质交换发生在微循环，因此其功能决定了血流灌注对器官功能的影响。

二、外周血管阻力、血压和静脉回流

外周血管阻力与血管直径和血液流动产生的摩擦力有关。血管直径越小，血流摩擦力越大，则外周血管阻力越大。如大、中动脉只决定了19%的外周阻力，而微小动脉及毛细血管网决定了74%的外周阻力。

动脉血压受心输出量和外周阻力的共同影响。如心输出量保持恒定，外周阻力从主动脉到毛细血管前微动脉逐渐增加，导致平均动脉压（mean arterial pressure, MAP）逐渐降低，如主动脉内MAP为100mmHg，至小动脉则降至40mmHg，至毛细血管前动脉则降至25mmHg。

心动周期内主动脉压也有周期性变化。在快速射血期，心室大量射出血液导致主动脉压急剧上升（约达130mmHg），引起主动脉管壁扩张。进入减慢射血期后，射血速度减慢，心室舒张，主动脉压开始下降。在整个心室射血期内，主动脉压高于心室压的时间约占50%。在舒张期内，由于血液倒流撞击主动脉瓣而使主动脉压稍有上升，形成动脉脉搏降中波。舒张期内较高的主动脉压使得血液在整个心动周期内持续不断地向前流动。

体外反搏通过提高舒张期主动脉压来发挥治疗作用，研究显示体外反搏提高舒张期主动脉压的幅度为26%～157%不等。

血流经毛细血管至静脉系统后，血压降至2～20mmHg，越接近右心房，静脉内压力越低。通常将右心房和胸腔内大静脉的血压称为中心静脉压。心脏收缩力增加使中心静脉压降低，反之则升高。因此，中心静脉压是反映心血管功能的重要指标。

单位时间静脉回心血量的多少取决于外周静脉压和中心静脉压的差值及静脉血液回流阻力。体循环平均充盈压升高，则静脉回心血量增加；心脏收缩力增加，收缩期射血量增多，心室舒张末期压降低，则回心血量增加。外周静脉与中心静脉压的差值促使静脉内血液能够抵抗重力回流至心脏。除此之外，骨骼肌的收缩、放松和呼吸时胸腔内压的上下波动，均类似"泵"的作用，可以促使静脉血回流至心脏。

进行体外反搏时，气囊的充气、排气对下肢静脉产生的挤压作用类似肌肉泵的收缩、放松作用，在促进静脉回流方面发挥重要作用。

三、血流切应力

血液在血管内的流动方式可以分为层流（laminar flow）和湍流（turbulence）两种。层流是一种规则运动，血液中每个质点的流动方向一致，与管道长轴平行，但各质点的流动速度不同，管道轴心处的流动速度最快，越接近管壁流动速度越慢。人体血液的流动方式在正常情况下属于层流。然而，当血流速度增加到一定程度之后，血液将不能按照层流的方式流动，此时血液中各个质点的流动方向不再一致，并出现漩涡，这种血液流动方式称为湍流。

血流切应力（shear stress，SS）是血流与血管内皮间产生的平行于管壁的摩擦力，其与血液特性、血流速度和血管形态有密切关系。血流切应力（τ）与血液黏滞度（η）和血流速度（v）成正比，与血管半径（r）成反比，单位为N/m^2或$dyne/cm^2$，计算公式见式（1）。

$$\tau = \eta \times \frac{\mathrm{d}v}{\mathrm{d}r} \tag{1}$$

血管内不同区域产生大小不等的血流切应力。在平直的血管区域，血流切应力是单向脉动的，大小为$15 \sim 70 dyne/cm^2$；在几何形状不规则的区域，如血管分叉或弯曲处，则产生较低的切应力，大小为$10 \sim 12 dyne/cm^2$。研究表明，血管动脉粥样硬化常发生在血流切应力较低的部位。体外反搏通过增加脉动血流的速度，提高血流切应力，可能产生抗动脉粥样硬化的作用。

第三节　冠脉循环与冠脉血流灌注

一、冠脉循环的解剖特点

　　冠状动脉（简称"冠脉"）是给心脏供血的动脉，起于主动脉根部的主动脉窦内，分左右两支行于心脏表面。左冠脉供血的区域包括左心室的前部、前间隔、二尖瓣前乳头肌及心尖部，右冠脉则向左心室的后部和右心室供血。左冠脉的血液经冠状窦回流入右心房，右冠脉的血液则经心前静脉直接回流入右心房。此外，尚有小部分的冠脉血液通过心小静脉直接流入左、右心房和心室腔内。

　　左、右冠脉的分支常以垂直于心脏表面的方向穿入心肌，并在心内膜下层分支成网，成为心肌与血液间物质交换的场所。

二、冠脉循环的生理特点

　　冠脉血液循环有血流量大、血流速度快、血压较高和摄氧能力强等生理特点，血液从主动脉根部经全部冠脉血管流回右心房只需几秒钟。由于冠脉直接开口于主动脉根部，且血流途径短，所以即使是在较小的血管中，血压也可以维持在较高的水平。虽然心脏的重量只占人体全身重量的0.5%，但冠脉的总血流量占心输出量的比例却高达4%～5%，在进行体力活动时更甚，血流量可达安静状态下的4倍。动脉血流经心脏时，其中70%～80%的氧被心肌摄取，心肌对氧需求的增加只能靠扩张冠脉血管增加血流量来满足。

第一章　与体外反搏相关的心血管生理基础

心肌的节律性收缩也影响冠脉血流。等容收缩期开始时，心室肌压迫左冠脉致血流量突然减少；在左心室射血期，冠脉的血压随主动脉压的升高而升高，冠脉血流量也随之增加；等容舒张期开始时，心肌对冠脉的挤压作用减弱或消失，冠脉血流阻力减小，冠脉血流量突然增加；心室舒张早期冠脉血流量最大；当主动脉根部舒张压升高时，冠脉血流量增多；心率加快时，冠脉血流量由于舒张期的缩短而减少。

体外反搏的主要作用之一即通过反搏提高舒张期主动脉根部的血流和压力，增加冠脉的血流灌注，达到改善心肌供血的目的。

三、冠脉血流与冠脉灌注

冠脉血流量是指心脏冠脉中的血液在单位时间内的流量。影响冠脉血流量的因素包括物理因素、代谢因素、神经和体液因素。其中最重要的是代谢因素，即心肌本身的代谢水平。

物理因素包括冠脉血管床的阻力和冠脉的有效灌注压。冠脉血管床的阻力一方面受冠脉血管平滑肌收缩和舒张的调节，另一方面受心肌收缩产生的挤压作用调节。在一个心动周期中，心肌节律性的收缩和舒张对冠脉血管床的阻力影响很大。左心室收缩期较舒张期产生较大的冠脉血流阻力，加之舒张期长于收缩期，故舒张期的冠脉血流量大，收缩期的冠脉血流量小。右心室室壁薄，收缩时产生的张力小，对冠脉血管的挤压程度小，故右心室收缩时对冠脉血流量的影响不如左心室明显。

影响冠脉血流量的另一个物理因素为冠脉的有效灌注压，即冠脉流入端与流出端之间的压力差，一般用主动脉压与右心房之间的压力差来反映。冠脉的有效灌注压是推动冠脉血流向前流动的动力。当有效灌注压维持在60～180mmHg时，冠脉血流量可以保持相对恒定；当灌注压＜60mmHg时，冠脉会发生代偿性扩张以防止冠脉灌注量的减少；当灌注压＞180mmHg时，冠脉灌注量将增多。

当冠脉发生动脉粥样硬化时，其管径变小，体外反搏治疗则通过提高舒张期的灌注压来增加冠脉循环的血流灌注量，从而改善心肌缺血的症状。

心肌代谢水平是影响冠脉灌注量的最重要因素。心肌代谢时会释放多种舒血管物质，如二氧化碳、乳酸、H^+和腺苷等，其中腺苷是最主要且最强烈的舒血管物质。当心肌代谢增强、细胞缺氧时，心肌细胞内的腺苷三磷酸（adenosine triphosphate，ATP）分解为腺苷二磷酸（adenosine diphosphate，ADP）和腺苷一磷酸（adenosine monophosphate，AMP），其中AMP在冠脉血管周围间质细胞内5'-核苷酸酶的作用下进一步分解产生腺苷。腺苷易于透过细胞膜弥散到细胞间隙，通过作用于阻力血管平滑肌产生强烈的扩血管作用，从而增加局部冠脉血流量，保证心肌正常的代谢活动，并改善缺氧状况。未来还需要投入更多的研究来探讨体外反搏能否从代谢水平上影响冠脉灌注而发挥治疗作用。

冠脉灌注还受到神经和体液因素的调节。交感神经的缩血管作用较继发性舒血管作用弱，因此交感神经兴奋后，心率加快、心肌收缩加强、心肌耗氧量增加、代谢水平提高并产生较多的代谢物质，最终使得冠脉舒张；迷走神经对冠脉的直接作用是使其舒张；肾上腺素和去甲肾上腺素既可作用于冠脉血管的α肾上腺素受体或β肾上腺素受体引起冠脉血管收缩或舒张，也可通过增强心肌代谢活动、增加耗氧量而使冠脉血流量增加。

第二章

体外反搏装置及其工作原理

第一节　体外反搏装置

一、体外反搏装置的分类

（一）液压式体外反搏装置

体外反搏技术始自20世纪60年代初，美国塔夫茨大学外科医师Soroff和Birtwell教授等一直致力于脉动血流对机体的影响，在大量的动物试验基础上设计并研制出液压式体外反搏装置，目的是在心脏供血的舒张期把下半身动脉血液驱回心脏，增加心脏舒张期灌注，改善心肌缺血。但由于采用液压非序贯驱动模式且体积庞大，其舒张期反搏波振幅不高，疗效不满意，未能在临床推广应用。

（二）四肢气囊序贯加压式体外反搏装置

20世纪70年代初，由中山大学（原中山医科大学）郑振声教授领衔的课题组成功研制出具有我国自主知识产权的四肢气囊序贯加压式体外反搏仪，该体外反搏仪取得了满意疗效，成为第一代体外反搏装置。

（三）增强型体外反搏装置

20世纪80年代初，在四肢气囊序贯加压式体外反搏装置的基础上加以改进，取消上肢气囊，增加臀部气囊，形成下肢由远及近的序贯加压模式。由于增加臀部气囊后比既往四肢气囊序贯加压式体外反搏装置的效果更优，故被称为增强型体外反搏（enhanced external counterpulsation，EECP）装置，并于1984年被正式普及到临床，应用于冠心病、心绞痛等疾病的治疗，郑振声教授也被尊称为"EECP之父"。增强型体外反搏装置的基本设计理念迄今仍然被全世界的体外反搏装置所采用，在设计上属于第二代产品。

随着医学与工程技术的进步，目前市场上还出现了各种类型的体外反搏装置以满足临床需要，如将主机、气泵和治疗床合为一体的"一体机"、移动式体外反搏装置、儿童用体外反搏装置等。与既往的体外反搏装置相比，新型的体外反搏装置稳定性更好、体积更小、噪声更低，智能化程度和患者治疗的舒适度更佳，部分体外反搏装置还拥有远程监控的功能。但总体而言，体外反搏装置的智能化、精准化和个体化程度还需要进一步提高。

二、体外反搏装置的基本设计理念

体外反搏是一种无创性辅助循环装置，其操作简便易行，适应证广泛，不仅可以用于治疗冠心病、减轻心绞痛、改善器官缺氧和缺血，还能在心脑血管疾病的康复领域发挥重要作用。体外反搏装置因具有以上特征，所以它不是一个简单的物理治疗仪，更有别于市面上的普通按摩器。增强型体外反搏装置的基本设计理念包括：

1. 无创伤性气动式序贯加压，操作简便，利于推广和普及。

2. 心电同步触发体外反搏执行机构的加压和减压动作，气囊加压动作在心脏舒张期进行。

3. 以提高反搏波为主要目标，即在治疗过程中的反搏波（D）与收缩波（S）的比值（D/S）应达到或超过1.2，以确保体外反搏的疗效。D/S可通过有创或无创的检测方法获取。

三、体外反搏装置的构成

一般来讲，体外反搏装置主要由主机、气泵、治疗床/执行机构等几大部分组成。

（一）主机

体外反搏的主机界面因生产厂家不同而略有差异。体外反搏的控制系统用来调整反搏设备的各项参数及控制整个治疗过程，其主要功能如下：

1. 准确识别心电图的QRS波，并根据QRS波计算充气或排气的时间节点。

2. 控制气囊在心脏舒张期快速序贯式充气，在收缩期快速同步排气，可自动或手动调节充气、排气时间。

3. 屏幕上显示充气、排气时间和心电图、指脉波、D/S等参数及图形，使治疗人员可以调整治疗参数并评估治疗效果。

4. 能快速应对伪差、早搏、房颤、起搏器、迟排气、无排气的干扰，并及时进行安全处理。

5. 出现异常时发出各类报警信号。

6. 患者可以快速手动停止工作中的体外反搏装置。

7. 拥有自动限制压力上限的安全装置。

（二）气泵

气泵是提供体外反搏能源的装置，需要保证在心率80次/min时最大工作压力不低于39.2MPa，排出气体干燥、无油、温度<40℃，并在此基础上追求更低的噪声、更小的体积、更长的使用寿命。

（三）治疗床

治疗床主要由床体本身和配套的充排气阀、气囊组成，各体外反搏装置因生产厂家不同而略有差异。

1. 床体：床体上半部分可调节高度，以适应不同患者的需求，其中平卧位是最好的治疗体位。

2. 充排气阀：即对气囊进行充气、排气动作的执行机构，也包括供气管道。有些体外反搏装置的充排气阀是分离的，充气阀进行充气，排气阀进行排气；有些充排气阀是一体设计的，这种也叫三通阀，通电的时候为充气状态，断电的时候为排气状态。不论哪种充排气阀，都需要在尽可能短的时间内完成充气和排气。

3. 气囊：根据患者体型分大、中、小（儿童）囊套，每种囊套均包括臀部、大腿、小腿3个部分。有些体外反搏装置的气囊组件由内侧气囊和外侧囊套组成，也有些体外反搏装置的气囊组件是一体的。

（1）内侧气囊：与充排气管相连，承担充排气时装载、卸载气体的功能，双侧小腿、大腿、臀部各有一块。

（2）外侧囊套：与患者肢体接触的部分，需要尽可能贴紧患者肢体，并且在整个治疗过程中，尽可能减少因充气、排气导致的囊套与患者肢体间的松动。

第二节 体外反搏装置的工作原理

一、基于心电信号触发的气囊充气与排气

通过包裹在小腿、大腿、臀部的气囊，在心脏舒张期进行序贯充气加压，使下肢动脉血液更多地返回主动脉根部，提高舒张压，增加冠脉灌注和静脉回流，降低后负荷；在心脏收缩期快速排空气体，降低外周阻力和主动脉收缩压，加速血液流向全身各处，从而改善血液循环和心肌缺血，缓解心绞痛，增加心、脑等器官的血流灌注。

体外反搏通过追踪、识别心电图的R波，在心脏舒张期，各段气囊由远而近地以大约50ms的时差序贯充气；在心脏收缩期，电脑指令气囊迅速同步排气，使下肢减压，动脉舒张，接纳来自主动脉的血液。其必须确保气囊加压是在主动脉瓣完全关闭之后，并且在主动脉瓣再次开启前完成排气，否则将增加后负荷并影响治疗效果。但是由于气囊充气、排气需要一定时间，反搏波从下肢传到主动脉根部也有一定延迟，因此体外反搏的充气、排气时间也需要一定的提前，以确保充气加压产生的反搏波在主动脉瓣关闭后达到主动脉根部，提高舒张期压力；排气减压在主动脉瓣开启前完成，降低心脏射血阻抗。

二、体外反搏的生理信号检测与调节

（一）心电信号的获取

通过体外反搏装置的心电导联获得患者的心电图形，体外反搏装

置的主机系统会识别QRS波并开展工作，医务人员可以调整心电增益或者调整导联线接法来使QRS波更易被识别，也可以用来识别一些简单的心律失常。因此，体外反搏需要获取患者稳定的心电信号。

（二）容积型指脉波的采集

通过体外反搏装置的指脉氧设备获得，在治疗过程中显示反搏波生效的时间区间和振幅，其波形有助于评估治疗效果。一般通过指脉波的D/S间接反馈体外反搏的即时血流动力学效果。

D/S是指体外反搏过程中，容积型指脉波图中反搏波与收缩波的比值，可测定D与S的峰值比和面积比。一般而言，体外反搏的治疗效果与D/S相关。在体外反搏治疗中，D与S的峰值比＞1.2和（或）面积比在1.5～2时临床效果较好。医务人员可以通过调整治疗强度和充气、排气时间来改变D/S，但不是每位患者都能达到上述数值。

体外反搏时指脉波的变化见图1。

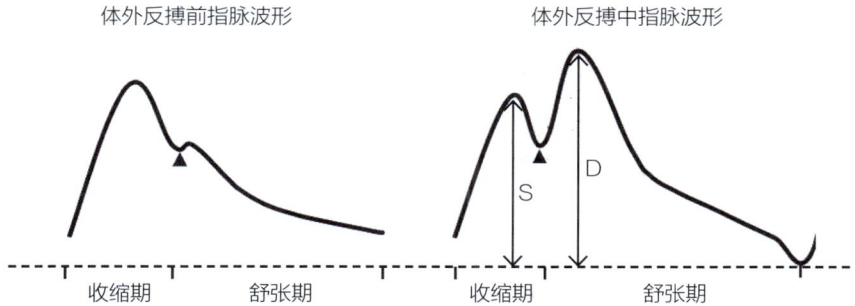

"▲"为主动脉瓣关闭切迹点，体外反搏的加压从主动脉瓣关闭切迹点开始（代表心脏进入舒张期）；S为体外反搏时的收缩波幅度，D为体外反搏时的反搏波幅度，D/S是考察体外反搏效果的重要评价指标之一，一般需要＞1.2。

图1 体外反搏时指脉波的变化

（三）充气、排气时间的调节

指系统识别心电图QRS波后，延时多少毫秒进行充气、排气的指标。医务人员也可以通过手动调整充气、排气起始时间来改变反搏波生效的时间区间，从而改变D与S的峰值比或面积比。最佳的充气、排气时间点应是体外反搏血流开始增加时患者的主动脉瓣恰好处于关闭状态，这样不影响心脏的射血，同时又可确保下肢气囊有足够的保压时间。体外反搏过程中设备一般会根据心率的变化自动跟踪和调节充气、排气时间。

（四）气泵/气囊压力的调节

体外反搏压力的设定，一般建议治疗强度范围在0.2～0.45MPa之间，通过提高治疗强度可以增加反搏波的振幅，从而改变D与S的峰值比。建议首次治疗强度从0.2～0.25MPa开始，循序渐进地提高治疗强度。从心肌供血的机理出发，一般情况下，足够的气囊压力是有效提升冠脉供血的基础。

体外反搏装置的基本工作原理简单总结如下（图2）。

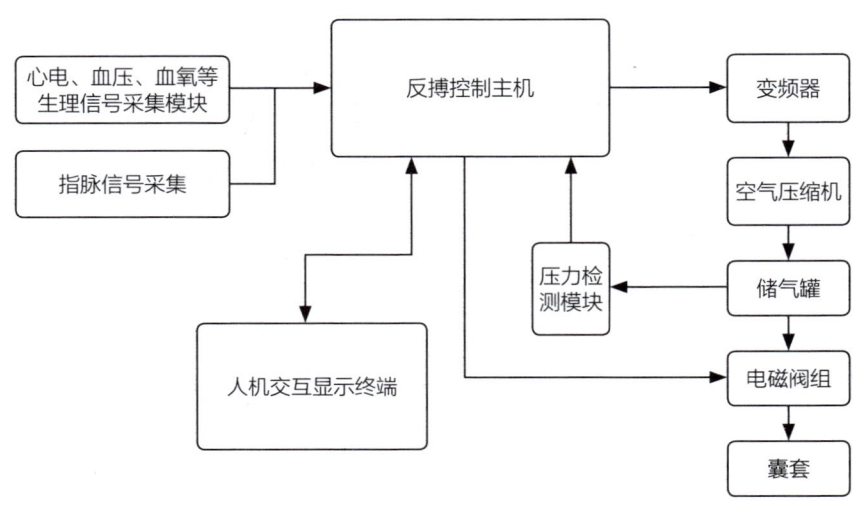

图2　体外反搏装置工作原理示意图

三、体外反搏与主动脉内球囊反搏的差异

体外反搏发挥作用的基本原理与主动脉内球囊反搏（intra-aortic balloon pump，IABP）非常相似，其区别在于：

1. 体外反搏同时挤压双下肢静脉，使静脉回心血量增加，提高心输出量，而IABP则无此作用。

2. 体外反搏是无创的，而IABP是有创的。

3. 体外反搏操作简单，易于推广，而IABP操作更加烦琐，且并发症及不良反应相对更多。

4. 体外反搏适合疾病相对处于稳定期的治疗，而IABP主要用于心源性休克的抢救治疗。

研究表明，体外反搏和IABP拥有相似的血流动力学效应。比较而言，体外反搏在提高舒张压、降低收缩压、增加血流速度方面均优于IABP，再考虑到体外反搏的无创性、操作简便、适应证广泛，其在临床应用中具有独特优势。

第三章

体外反搏带来的血流动力学变化

体外反搏工作时产生的血流动力学改变是其治疗疾病的基础。体外反搏在心脏舒张期时对小腿、大腿和臀部的气囊序贯充气加压，产生舒张期增压波，同时挤压下肢容量静脉，增加静脉回心血量；在心脏收缩期时3对气囊同时排气减压，使得心脏收缩期后负荷降低，心脏射血阻力减少，心输出量增加（图3）。体外反搏工作时产生的独特的血流动力学效果，既不同程度地增加了心、脑、肝和肾等重要脏器的灌流，又提高了血流切应力。

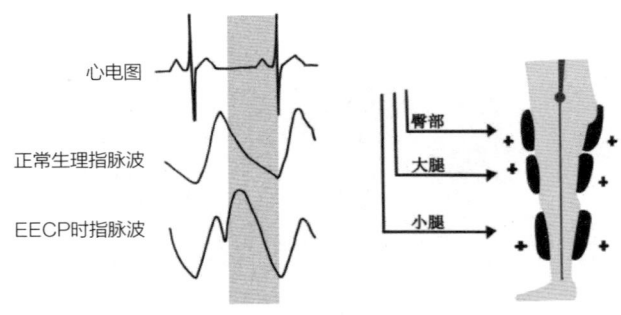

A. 心脏舒张期

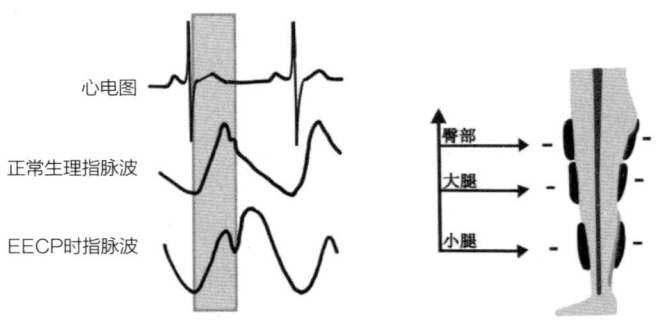

B. 心脏收缩期

A.心脏舒张期时对小腿、大腿和臀部的气囊序贯充气加压；B.心脏收缩期时3对气囊同时排气减压。

图3 体外反搏充气、排气过程中血流变化示意图

体外反搏对心血管的血流动力学效应

一、体外反搏对血压的影响

体外反搏显著提高心脏舒张期灌注压力是其发挥疗效的主要机制之一。体外反搏在舒张期对小腿、大腿和臀部的气囊序贯充气加压，直接产生反搏波，同时对下肢容量血管包括静脉及淋巴管等的挤压使得回心血量增加。体外反搏能否充分提高主动脉舒张期血压是衡量其能否发挥有效作用的关键性指标。动物实验和临床研究结果显示，体外反搏提高舒张期压力的幅度可达26%~157%。使用指脉波容积描记法估算的反搏波与收缩波的比值（D/S）可以衡量体外反搏所致的血流动力学改变，研究发现D/S在1.5~2范围时，体外反搏对人体的舒张期增压效应达到最大。收缩期3对气囊同时排气，后负荷降低，心脏射血阻力减少，在一定程度上降低收缩压。据中国医学科学院阜外医院报道，体外反搏能够使收缩压降低9~16mmHg（6.3%~11%）。有学者认为体外反搏降低收缩压的机制可能是多方面的：①降低后负荷；②增加肾血流量，减少肾素-血管紧张素-醛固酮的分泌；③增加侧支循环开放，降低外周阻力；④增加回心血量，使心钠素增加，兴奋心肺感受器，增加迷走神经张力；⑤升高舒张压，刺激颈动脉窦压力感受器，抑制交感神经，兴奋迷走神经等。但有研究发现，虽然体外反搏治疗后患者的收缩压得以下降，但与对照组的差异无统计学意义。

二、体外反搏对冠脉血流的影响

冠脉血流量占心输出量的4%～5%，约75%冠脉血流的灌注是在心脏舒张期进行的，因此主动脉舒张压也就成为影响冠脉血流量的决定性因素。体外反搏能显著提高主动脉舒张压，即在最小左心室压期间增加动脉压力，产生最大差度的冠脉灌注，使得冠脉血流量明显增加。如在心肺标本中，当主动脉舒张压从40～60mmHg升高到130～140mmHg时，冠脉血流量增加达5倍。严重冠脉病变的患者，其冠脉的自我调节功能基本丧失，冠脉灌注压对冠脉血流量的影响尤为明显。

根据泊肃叶方程（Poiseuille equation）［式（2）］，冠脉血流量与下列因素有关：

$$Q = \frac{\pi r^4}{8L\eta} \times \Delta P \qquad (2)$$

ΔP为流过冠脉两端的压力差，与血流量（Q）成正比，压力差越大，通过冠脉的血流越多；r为冠脉半径，冠脉血流量与r^4成正比，如r扩大10%，即1.1，r^4为1.46，则冠脉血流量增加46%；η为血液黏滞度，与血流量成反比，如能使血液黏滞度降低，则血流量可增加；L为血管长度，对特定患者而言这个数值不会变化。

体外反搏时，主动脉舒张压升高，冠脉两端的压力差增大，ΔP增加；同时冠脉管径扩大，由于血流量与r^4成正比，管径的微小改变可显著增加冠脉血流量。因此，上述两者的作用可促使冠脉血流量明显增加。

冠脉闭塞后，其相应节段会发生心肌缺血，根据缺血程度可将其分为3个区域，即中心坏死区、边缘区（或称"濒危区"）及正常区（非缺血区）。中心坏死区是指其血流完全依赖闭塞血管供应的坏死心肌区域；边缘区指中心坏死区周围面临缺血性坏死风险的心肌组织，包括顿抑心肌和冬眠心肌，该区的血供既来自闭塞的冠脉血管，又来自邻近非闭塞的冠脉血管，如能及时采取有效措施缓解以至消除它的相对缺血状态，可使该区的心肌组织免于坏死，并恢复功能。

冠脉侧支循环是指冠脉及其分支之间的血管吻合网，是心脏表层及深层的潜在管道，在生理情况下不参与冠脉血运循环。其形成主要有3种形式：扩张重塑、血管增粗和血管新生。既往动物实验发现，1h的体外反搏治疗即可促进缺血后肢建立侧支循环。伍贵富教授团队在急性心肌梗死的犬模型中也发现，长期的体外反搏治疗与梗死区域毛细血管密度的增加及局部和全身血管内皮生长因子（vascular endothelial growth factor，VEGF）水平的显著提升相关。同时毛细血管密度的增加与心肌灌注改善的区域相对应，其可能机制是体外反搏可以改善内皮祖细胞的功能，而内皮祖细胞与血管新生有关。另外，不同的VEGF亚型对血流切应力产生不同的应答，介导不同的调控机制。酪氨酸激酶含免疫球蛋白样和EGF样域2（tyrosine kinase with immunoglobulin and epidermal growth factor homology domains 2，Tie2）是主要的内皮细胞特异性酪氨酸激酶受体，动物及人体实验均证明Tie2及其配体血管生成素2（angiopoietin 2，Ang2）可有效修复损伤血管，这是近年来发现的除VEGF之外的一种新的血管生成信号转导通路。近期研究进一步证明Ang2/Tie2信号激活后会增加内皮祖细胞的存活和迁移能力，同时促进其介导的新生血管形成。而血流切应力可以通过AMP活化蛋白激酶（AMP-activated protein kinase，AMPK）/叉头框蛋白O1（forkhead box protein O1，FoxO1）通路调节Ang2的表达水平，并通过一氧化氮合酶（nitric oxide synthase，NOS）/一氧化氮（nitric oxide，NO）途径直接影响内皮细胞迁移，从而影响血管新生。

冠脉侧支循环的存在及其开放程度是影响冠脉急性闭塞后局部功

能及限制梗死范围的重要因素。在正常情况下，各冠脉分支间不存在灌注压差，吻合支处于闭合状态。当冠脉严重狭窄或阻塞后，病变远端梗死区与非梗死区出现灌注压差，在其他因素（包括神经调节、代谢因素和血流动力学因素）的参与下，冠脉分支间吻合支开放，血液可从正常动脉经吻合支流向阻塞动脉的远端。

体外反搏通过提高主动脉舒张压和冠脉灌注压，进一步加大冠脉狭窄段或闭塞段远端与正常冠脉之间的压力差。每一次有效的反搏均可将一定量的动脉血液从正常冠脉通过交通支和吻合支传递到冠脉病变远端。体外反搏长期有效工作产生的持续性血流动力学效应及其对冠脉血管内皮的生物学效应可促使冠脉侧支循环的形成或进一步有效开放。

三、体外反搏对心输出量的影响

在正常情况下，心输出量受前负荷、后负荷、心肌收缩力、心肌顺应性及心率等因素的影响。凡能增加心脏前负荷、降低心脏后负荷、增强心肌收缩力、改善心肌顺应性和提高心率的措施，均可使心输出量增加。

体外反搏工作时，于心脏舒张期对小腿、大腿和臀部的气囊序贯充气加压，除了使肢体动脉内血液反流至主动脉外，还可以挤压肢体静脉血和淋巴液回流至下腔静脉。由于静脉壁薄，加之肢体静脉和汇入右心房的下腔静脉之间存在压力梯度，使静脉血的向心性流动较动脉容易进行，因此体外反搏工作时静脉回心血量往往会明显增加。在心脏收缩期，3对气囊迅速同时排气，解除对肢体的压迫，使主动脉与肢体动脉间的压力梯度明显增加，促使主动脉血液快速流向肢体；心脏收缩期开始阶段，外周阻力减小、射血阻力（后负荷）明显降低、舒张期回心血量增加，心输出量增加25%。同时外周阻力减小，心脏后负荷降低还可以显著降低心肌氧耗量。

在心脏储备功能正常或心脏尚可代偿的情况下，体外反搏可以改善心脏功能。但对于不稳定的心力衰竭患者，特别是有机械因素参与的心力衰竭患者，体外反搏使回心血量显著增加后，右心系统压力增高，肺淤血加重，此时体外反搏降低的后负荷不足以弥补心室收缩、舒张功能不全造成的后果，导致肺动脉楔压（pulmonary arterial wedge pressure，PAWP）升高，引起血流动力学恶化，使得心力衰竭症状加重。

目前鲜有体外反搏对肺循环血流动力学影响的相关研究。理论上，体外反搏工作时静脉回心血量增多，右心房和右心室的压力明显升高，肺动脉压亦随之升高，肺循环血量增多。因此，中重度肺动脉高压的患者不适合接受体外反搏治疗。

第二节　体外反搏对脑血流的影响

脑部的血流供应来自两个动脉系统：颈内动脉系统和椎基底动脉系统。颈内动脉系统供应额叶、颞叶、顶叶和基底节等大脑半球前3/5部分，故又称前循环，包括脉络膜前动脉、大脑前动脉和大脑中动脉。椎基底动脉系统主要供应脑后部的2/5，包括脑干、小脑、大脑半球后部以及部分间脑，故又称后循环，包括椎动脉、基底动脉和大脑后动脉。此外，脑动脉还通过颅外和颅内动脉的相互吻合形成丰富的侧支循环。生理情况下，脑组织按其功能和代谢需要可自动调节脑血流供应，从而维持恒定的脑血流量。通过监测健康人的脑血流动力学发现，体外反搏治疗时，其平均动脉压轻度升高，但双侧脑血流速度无明显改变，这得益于健康人的脑血流自动调节机制。

当脑部血管狭窄或闭塞时，该区域的脑组织血流量减少，其脑血流调节机制受损，血流动力学也发生相应变化。在闭塞发生后，梗死区脑组织缺血形成缺血性梗死区，而梗死区周围的脑组织则通过开放侧支循环形成代偿缺血区。此时，代偿缺血区因侧支循环的存在，尚可维持脑细胞活性，但该区脑组织的血管扩张，且处于低灌注水平，不足以维持正常的脑组织功能，因此该区脑组织又被称为缺血半影区。此时如能及时采取有效措施提高缺血半影区的血流灌注，缓解甚至消除其相对缺血的状态，可使该区脑组织功能得到恢复。

体外反搏治疗时，在心脏舒张期进行加压，使患者在一个心动周期内出现收缩期和舒张期两次脉波波峰，形成脑血管双脉冲灌注模式，从而改善脑血流量，缓解缺血、缺氧症状。从20世纪80年代初开始，国内外学者对体外反搏治疗缺血性脑血管疾病进行了大量研究，采用包括无创性脑阻抗血流图、颈部多普勒超声和经颅多普勒超声测定颅内动脉血流变化等多种方法，评估体外反搏治疗时及治疗后的脑血流改变情况，研究结果均提示体外反搏具有调节脑血流量、促进脑组织侧支循环建立和调节细胞因子分泌的作用。接下来从血流动力学和血液流变学方面阐述其具体机制。

一、增加颈内动脉、椎动脉灌注压和脑血流量

脑血流量受到脑灌注压、脑血管阻力、血液黏滞度及脑血管长度的影响。增加脑灌注压、降低脑血管阻力，均能增加脑血流量。血流量与血管半径的4次方成正比，和血管两端压力差成正比，与血液黏滞

度和血管长度成反比。凡增加血管口径和压力差，或降低血液黏滞度和血管长度的因素，都可使血流量增加。体外反搏能升高主动脉舒张压，增加心输出量，提高颈内动脉和椎动脉的灌注压，使脑血流灌注始终维持在较高水平，从而改善脑组织的缺血、缺氧症状，促进脑细胞功能恢复。此外，体外反搏还可以降低脑血管外周阻力和血液黏滞度，使脑血流量明显增加。

二、促进脑组织侧支循环建立，提高缺血半影区的灌注压

当脑动脉阻塞后，阻塞区域动脉灌注压降低，脑组织可通过开放侧支循环发挥代偿作用，提高缺血区的血流灌注。代偿性侧支循环可分为3级。①一级侧支循环：即威利斯（Willis）环，是最重要的侧支循环，可迅速建立两侧大脑半球及前后循环的血流交通，其作为主要的代偿途径在缺血早期发挥作用。②二级侧支循环：主要包括眼动脉和软脑膜动脉，当Willis环的代偿作用依然不能满足供血需求时，二级侧支循环开始发挥作用。③三级侧支循环：即新生血管，当脑供血发生障碍后二级侧支循环仍不能满足脑组织的灌注需求时，新生血管逐步生成。

体外反搏可提高脑灌注压，进一步加大梗塞脑动脉远端与正常脑动脉之间的压力差，促使脑血管侧支和吻合支开放增加，调节脑组织血流重新分配。缺血半影区为低灌注压，其自身调节功能丧失，血流量随血压的升降而增减。体外反搏工作时颈内动脉和椎动脉灌注压增加，脑动脉闭塞段与正常脑动脉之间的压力差加大，进而提高缺血半影区的灌注压和血流量。

第三节　体外反搏对外周血流的影响

一、体外反搏对下肢血管的血流动力学效应

根据体外反搏治疗的基本原理，在心脏舒张期，充气的气囊压迫肢体血管，将血液挤向主动脉，在心脏收缩期，气囊迅速排气，解除对肢体血管的压迫，使主动脉内的血液快速流向肢体。近年来，国内外学者对体外反搏治疗下肢血管疾病的进一步研究发现，体外反搏可以增加肢体血供，改善肢体的供血和供氧。下文从血流动力学角度分析其机制。

（一）增加肢体血管内压力差，增加肢体的血流量

根据血流动力学原理和泊肃叶方程分析血液通过血管时，影响血流量和血流速度的因素：

$$Q = \frac{\pi r^4}{8L\eta} \times \Delta P \tag{2}$$

$$v_{\max} = \frac{r^2}{4L\eta} \times \Delta P \tag{3}$$

从式（2）和式（3）中看出，血流量（Q）与血管半径（r）的4次方成正比，血流速度（$v_{\max}$）与血管半径的平方成正比，血流量与血流速度均与管腔两端压力差（ΔP）成正比。体外反搏工作时，肢体血管由于气囊不断地充气、排气而被压陷或放松，其血管内的压力差也随之增加，使通过管腔截面的顺、反向血流速度和血流量均显著增

加，并因此产生对血管狭窄或闭塞部位的冲击力，有利于血管的扩张和再通，从而改善肢体的供血和供氧。

（二）增加肢体净顺向流量和血流量

在正常生理条件下，下肢动脉的血液呈顺、反、顺三向流动。第一个顺流向是心脏收缩期心脏射血产生的；接着是反流向，因主动脉瓣突然关闭，推动力突然下降，肢体远端管壁因充盈扩张产生反作用力而引起的；第二个顺流向是心脏舒张期主动脉弓收缩产生的反作用力所形成的。

体外反搏时，下肢动脉的血液流动受反搏作用力、气囊排气产生的负压作用力、心肌收缩力及肢体管壁充盈扩张产生的反作用力等4个方面作用力的影响。在常规体外反搏操作下，反搏作用力和由此产生的负压作用力、心肌收缩力基本上是稳定的，而反作用力随肢体充气维持时间的长短而改变。体外反搏工作时，血液顺向和反向流量均增加，如设置最佳的充气持续时间，则可使主动脉血流快速、大量地流入下肢血流，使净顺向流量大幅度增加，从而显著增加肢体血液。

（三）增加肢体血管侧支和吻合支开放

体外反搏工作时，由于气囊的充气加压及排气解压作用，使肢体血管被压陷或放松，加大了肢体血管内的压力差，促使下肢血管的侧支和吻合支开放增加。此外，体外反搏对下肢血管内皮的生物学效应也可以促进血管新生，从而促使肢体侧支循环的进一步有效开放，增加下肢血流量。

二、体外反搏对眼部血管的血流动力学效应

眼动脉起自颈内动脉，入眶后又分为视网膜中央动脉系统和睫状动脉系统。根据体外反搏能显著提高颈总动脉灌注压、增加脑血供的原理，早在20世纪80年代初期，人们在探索体外反搏治疗缺血性脑血管疾病的同时，也在探索采用体外反搏治疗缺血性眼病的可能性。

老年患者的眼部缺血性疾病主要包括视网膜中央动脉栓塞、缺血性视神经病变和缺血性视神经萎缩等，国内多项研究结果显示，体外反搏对眼部缺血性疾病具有良好疗效。一项针对颈动脉狭窄合并眼部缺血性疾病患者的回顾性分析结果显示，接受体外反搏联合药物治疗的患者的视力、视野和光学血流动力学均较单纯药物治疗患者有显著改善，且发病后接受体外反搏治疗越早，视力、视野的改善越显著。另一项针对非动脉炎性前部缺血性视神经病变患者的研究结果显示，体外反搏治疗后，患者双侧眼动脉和视网膜中央动脉的平均血流速度、收缩期峰值血流速度和舒张末期血流速度增加，视力和视野较前显著改善，视力改善水平与血流动力学参数改善呈正相关，且患侧视网膜中央动脉的血流速度改善幅度较健侧更为显著。国内很多医疗单位用体外反搏治疗了不少因视网膜中央动脉栓塞导致的视力障碍患者并取得较好的效果。

从血流动力学和血液流变学方面来探讨体外反搏可能的作用机制：体外反搏能使颈总动脉和颈内动脉的血流量增加，眼动脉的血流量也明显增加；体外反搏可使眼部微循环明显改善；体外反搏可促进眼部缺血区吻合支的开放和侧支循环的建立。

三、体外反搏对肾脏的血流动力学效应

肾脏的血供来源于肾动脉，肾动脉是腹主动脉的直接分支。肾血流量约为200mL/min，占心输出量的20%～25%；肾皮质血流量占肾血流量的90%，只有约10%的肾血流量分布在肾髓质外髓部。肾具有调节自身血流量的作用，动脉压在80～180mmHg时，肾血流量保持相对恒定，且肾血流量与肾小球滤过功能间呈良好的正相关。

因体外反搏可通过在心脏舒张期提高舒张压来改善内脏器官的血液供应，目前体外反搏已逐渐应用于因供血不足而引起的缺血性疾病。已有文献相继报道体外反搏可治疗慢性肾功能不全。研究表明，经过体外反搏治疗后，患者的尿量明显增加，尿蛋白消失或明显减少，尿素氮及血肌酐的水平下降。有研究表明，慢性肾功能衰竭患者经过20次（1h/次）体外反搏治疗后，患者的尿量增加300～800mL，尿素氮下降20.7%，血肌酐下降25.7%。

根据体外反搏产生的血流动力学变化，探讨肾功能的改善机制：首先，体外反搏能显著提高主动脉舒张压、降低主动脉收缩压和增加心输出量，这必然增加肾动脉的灌注压和血流量，进而增强肾小球的滤过功能；其次，体外反搏增加了血流搏动性，改善了微循环的血流状态，增加了肾脏的血流灌注；最后，体外反搏使心钠素分泌增加，进而起到利尿、利钠和降压的作用。

四、体外反搏对中心动脉的影响

由于体外反搏直接作用于下肢，故体外反搏对肢体及中心动脉的影响也一直受到研究者们的关注。而且，由于全身动脉系统处于同一血流环境中，对外周动脉的研究结果或许可以部分推衍至冠脉中。

2007年，Jaime等人首次利用超声技术计算β硬化指数并评价体外反搏对血管硬化及颈动脉循环阻力的影响，他们发现，在标准疗程的体外反搏治疗后，β硬化指数得到明显改善，并与对照组有显著差异。此后研究者们应用血流介导性舒张功能（flow-mediated dilation，FMD）技术发现，体外反搏治疗时肱动脉及股动脉顺应性得到显著改善。上述结果均提示内皮细胞功能的改善可能是体外反搏治疗的潜在机制。

Ramasamy等研究者依据基线外周肱动脉收缩压水平是否>100mmHg将72例冠心病患者分成2组，发现进行标准疗程的体外反搏治疗后，基线状态下血压>100mmHg组外周收缩压显著下降，这可能与体外反搏改善血管顺应性有关；而基线低血压组治疗后血压显著升高，可能与这部分患者多合并射血分数受损有关，体外反搏治疗后左心室负荷及心肌耗氧的下降促进了心功能的改善，提升了外周血压。

中心动脉的评价主要通过脉搏波分析（pulse wave analysis，PWA）实现，Ramasamy等人证实，体外反搏在中心动脉血压调节方面有着与外周肱动脉血压类似的效果。但对于反映中心动脉顺应性的指标，如脉搏波传导速度（pulse wave velocity，PWV）、增强指数（augmentation index，AI）等，在体外反搏治疗前后的变化目前并无统一定论。

第四章

体外反搏的血管生物学效应

第一节 局部血流切应力与动脉粥样硬化的发生发展密切相关

血流切应力是不断循环着的血流与血管管壁摩擦产生的平行于管壁的切应力。在生理状态下，血流在相对笔直的动脉段产生的切应力称脉动切应力（pulsatile shear stress，PSS）或层流切应力（laminar shear stress，LSS），具有搏动性和单向性的特点。但在几何不规则的区域中，脉动流则为不规则的层流，此时产生的切应力称低血流切应力或振荡血流切应力（oscillatory shear stress，OSS）。

2008年，Yiannis等研究者构建了早期及晚期动脉粥样硬化糖尿病的猪模型，通过血管内超声及血管造影技术评价粥样硬化斑块的形态，并三维重建冠脉管腔，评估其内表面局部血流切应力的变化，同时行组织生理学分析观察到了广泛的动脉粥样硬化病变，这些病变均为高度局灶性，并且在低血流切应力和全身性因素（如高血脂、高血糖）的共同作用下独立发展。该研究首次证明了低血流切应力在冠脉斑块发生发展成为高危斑块过程中的重要作用，同时证明了低血流切应力的大小与致斑块生成的高危复杂因素之间存在密切关联。低切应力会导致斑块下方的内弹性膜降解，继发纤维组织增生，血管内膜重塑，使低血流切应力和局部炎症斑块共存。此后，Peter等人通过使用冠脉造影和血管内超声进行血管轮廓分析，重建了每条动脉，并计算内皮切应力的大小和斑块的特征。对506例同一基线水平且行经皮冠脉介入术（percutaneous coronary intervention，PCI）治疗的急性冠脉综合征患者进行3支血管轮廓分析（平均每位患者2.7条动脉），并在6至10个月后，对其中74%的患者（374例）进行再次评估。通过将每条重建的动脉分成连续的3mm段进行序列分析，发现基线状态下的高斑块负荷及局部低切应力可成为日后识别斑块进展的独立和累积预测因子。由此确认了血流切应力与动脉粥样硬化病变发生发展的密切联系。

第二节 体外反搏的远期疗效与提高血流切应力相关

对于大多数血管来说，血流切应力的大小遵循泊肃叶定律（Poiseuille law），即与血流速度成正比，与管腔内径的3次方成反比。如前所述，体外反搏治疗可以在短时间内实现血管的舒张和收缩，从而影响血流速度。结合既往研究观察到的体外反搏的长期作用效果，研究者们猜测体外反搏可能通过血流切应力产生血管生物学效应，从而减缓动脉粥样硬化进程。

2001年，Wang等研究者监测6只健康开胸犬行体外反搏时颈总动脉、头臂干、胸主动脉的血流量及血流切应力的变化，结果发现体外反搏改变了血流切应力的平均值、变化范围及变化速度，并增加了血流切应力的脉动性。此后，Qian等人采用开胸结扎冠脉左前降支的方法建立心肌缺血的犬模型，观察体外反搏前后头臂干血流切应力的变化，发现体外反搏可以恢复心肌缺血造成的血流切应力降低。Zhang等研究者以高脂血症的猪模型为研究对象，使用附带多频高分辨率线性探针的多普勒血流检测系统和流-固耦合（fluid-structure interaction，FSI）技术再次证明，体外反搏可以提升血管斑块处及全管壁的平均血流切应力。同时发现，与层流相比，脉冲式血流可以更好地抑制暴露在氧化脂质环境中的斑块进展。Randy等选取了18例健康受试者，予以单次体外反搏治疗，观测到肱动脉及股动脉近端的血流切应力瞬时升高。关于体外反搏治疗对于人体冠脉血流切应力的影响，Xu等研究者选取7名有冠脉CT血管造影影像学结果的冠心病患者，在给予单次体外反搏治疗后，计算血流切应力，并在原有动脉粥样硬化病变的基础上构建理想化的狭窄病变，发现对于不同类型的冠脉病变，体外反搏治疗均可以提高其瞬时血流切应力，改善血流动力学。上述证据表明，提高血流切应力是体外反搏发挥长程疗效的可能机制之一，是体外反搏发挥血管保护作用的重要基础。

第三节　体外反搏通过血流切应力刺激产生临床效应的可能机制

一、改善内皮细胞的形态及功能

2007年，Zhang等研究者利用高脂血症的猪模型发现体外反搏在提升血流切应力的同时，还可以改善冠脉腔中内皮细胞排列紊乱和脱落的情况，并激活内皮NOS/NO途径、抑制细胞外信号调节激酶1/2的过度激活，而细胞外信号调节激酶1/2直接参与了生长因子受体向细胞核传递信号的过程，调节基因转录和蛋白质合成，导致细胞增殖、分化或凋亡。另外，如前所述，多项研究应用FMD作为内皮细胞功能的评价标准，发现标准疗程的体外反搏治疗后，无论是肱动脉还是股动脉的FMD均有显著提升，上述证据证明了体外反搏可以改善内皮细胞功能。

二、改善内皮祖细胞的功能

内皮祖细胞是骨髓源性干细胞，可分化为血管内皮细胞，目前主要依靠分子标志将其与内皮细胞区分，$CD34^+FLK-1^+AC133^+$代表内皮祖细胞亚群，$CD34^+FLK-1^+AC133^-$代表成熟内皮细胞。在生理或病理因素刺激下，内皮祖细胞可由骨髓动员到外周血，并增殖、移行、定向分化为内皮细胞，参与损伤血管的修复。

多项研究表明，血流切应力参与调控内皮祖细胞的增殖、分化和成管，其中机制可能涉及转录因子特异性蛋白1（specificity protein 1，Sp1）的激活及肝配蛋白B2（ephrin B2）的表达增加。而且血流切应力可以促进内皮祖细胞中组织型纤溶酶原激活物（tissue-type plasminogen activator，t-PA）、内皮型NOS（eNOS）、超氧化物歧化酶（superoxide dismutase，SOD）的表达，并提高由内皮祖细胞形成的小直径血管的抗血栓能力。

2021年，Liang等研究者以未经治疗的原发性高血压1级患者为研究对象，发现在进行标准疗程的体外反搏治疗后，这些患者的内皮祖细胞的增生、黏附、迁移及成管能力显著增加，其中黏附及迁移功能与FMD独立相关，提示内皮细胞介导的血管舒张与内皮祖细胞的功能密切相关。

三、抑制氧化应激和炎症

过度的炎症反应是冠心病发生发展的重要机制之一，大量的证据提示冠脉性心脏病，特别是合并顽固性心绞痛的患者体内促炎细胞因子的表达明显升高，如肿瘤坏死因子-α（tumor necrosis factor-α，TNF-α）、高敏C反应蛋白（high-sensitivity C-reactive protein， hsCRP）、单核细胞趋化蛋白-1（monocyte chemoattractant protein-1，MCP-1）等，同时血浆中上述指标的升高亦是冠脉事件的预测因素之一。而振荡血流切应力或低血流切应力会导致炎症因子高表达，加重炎症反应。多项研究发现标准疗程的体外反搏治疗可以下调心绞痛患者血浆中TNF-α、MCP-1、血管细胞黏附分子-1（vascular cell adhesion molecule-1，VCAM-1）等炎症因子水平，且动物实验结果表明，体外反搏使血流切应力增加后，可能通过抑制p38丝裂原激活的蛋白激酶（p38 mitogen-activated protein kinase，p38 MAPK）/核因子κB（nuclear factor-κB，NF-κB）/VCAM-1信号通路抑制炎症反应，减缓动脉粥样硬化进展。

核转录因子红系2相关因子2（nuclear factor-erythroid 2-related factor 2，Nrf2）是血流切应力作用于内皮细胞过程中重要的转录因子，在没有任何刺激因素存在时，Kelch样ECH关联蛋白1（kelch-like ECH-associated protein 1，Keap1）会在胞质中与Nrf2形成复合物，促进Nrf2降解。但生理血流切应力可以下调Keap1，增加游离Nrf2含量并将其转运至细胞核，促进抗氧化基因的表达，抑制细胞内活性氧（reactive oxygen species，ROS）的产生。与此同时，生理血流切应力可促进kruppel样因子2（kruppel like factor-2，KLF-2）表达，协助提升Nrf2的转录活性。

振荡血流切应力能够促进内皮细胞黄嘌呤氧化酶、还原型烟酰胺腺嘌呤二核苷酸磷酸（reduced nicotinamide adenine dinucleotide phosphate，NADPH）氧化酶类基因的表达，低血流切应力无法激活Nrf2抗氧化信号通路，上述过程降低了SOD等抗氧化酶类的表达，促进了ROS积累。另外，低水平或振荡血流切应力均能使eNOS脱耦联，其产生的ROS和NO形成更具毒性的活性氮，这不仅抑制NO的生理活性，更进一步诱导细胞氧化损伤。Barsness等研究者发现体外反搏治疗可以以剂量依赖的方式降低血浆中与氧化应激相关的标志物的水平，提示体外反搏可能通过改善血流切应力来抑制氧化应激的作用机制。

第五章

体外反搏疗效的评估方法

体外反搏已被证明可用于心绞痛、心功能不全等疾病的治疗，本章节主要介绍体外反搏的疗效评估方法。

第一节　体外反搏在心绞痛中的疗效评估

体外反搏是我国第一个获得美国食品药品监督管理局（FDA）批准用于冠心病治疗的高科技医疗器械，2002年美国心脏病学会/美国心脏协会正式将体外反搏疗法纳入冠心病心绞痛的临床治疗指南。多项研究表明，体外反搏可减轻心绞痛、延长运动诱发缺血的时间、减少对硝酸甘油治疗频繁胸痛的依赖、提高运动负荷并改善有症状的稳定型心绞痛患者的生活。几项随机对照试验和观察性研究对体外反搏在心绞痛中的疗效进行了评估。

一、CCS心绞痛分级

加拿大心血管学会（CCS）的心绞痛分级标准，是指1972年加拿大心血管学会对劳力性心绞痛，也就是稳定型心绞痛所制定的一个分级标准。该分级标准是依据诱发心绞痛的体力活动量而定，较适合临床运用，后被美国国立心肺血液研究所采用。目前，该分级标准已被广泛运用于临床，其具体内容为：Ⅰ级是指患者在日常的活动下，不会出现心绞痛的症状；Ⅱ级是指患者在日常的劳动、活动的时候，会受到轻微的限制；Ⅲ级是指患者日常的活动会受到明显的限制；Ⅳ级是指患者即使轻微的活动或者在休息状态下，也有可能诱发心绞痛的症状。

一项对42名有症状的冠心病患者进行的前瞻性、随机对照研究表明，在经过7周的体外反搏治疗后，CCS心绞痛分级有所改善 [（1.20±0.40）vs（3.16±0.47），$P<0.05$]*，心绞痛发作次数减少 [（0.5±0.70）vs（1.8±1.47），$P<0.05$]。另一项对13项观察性研究的荟萃分析显示，949名慢性稳定性缺血性心脏病患者在进行体外反搏治疗后，86%的患者的CCS心绞痛分级至少降低1级。Soran等人的研究表明，在2年的随访中，与基线CCS心绞痛分级相比，大部分CCS心绞痛分级Ⅲ级、Ⅳ级患者的分级得到持续性改善，具体表现为：77%的患者心绞痛级别降低了1级，18%的患者没有再发生心绞痛，除此之外，在随访的2年内没有发生重大心血管不良事件。此外，研究表明，大约75%的患者在体外反搏治疗中可持续受益3～5年。另外，大多数冠心病患者（64%）在体外反搏治疗后的5年内都不需要进行血运重建，表明体外反搏治疗可能是冠脉疾病和难治性心绞痛患者的一种长期有效的治疗方法。

因此，掌握心绞痛的分级标准，对于了解患者病情的轻重、指导临床治疗和判断心绞痛的预后有着重要的意义。以上研究表明，可将CCS心绞痛分级作为体外反搏在心绞痛中的临床疗效评估手段之一。

心绞痛主要是由冠脉的狭窄或者痉挛造成心肌缺血、缺氧而产生的一系列症状，特点为前胸阵发性、压榨性疼痛，疼痛主要位于胸骨后部，可放射至心前区与左上肢，每次发作持续3～5min，可数日1次，也可1日数次。心绞痛常于劳动或情绪激动时发生，严重影响患者的生活质量。

叶苑等人进行了一项观察性研究，他们将心绞痛发作次数作为

---

* 本书数据对比统一为实验组数据在前，对照组数据在后。

观察指标之一，用来评估体外反搏对冠心病心绞痛患者的治疗效果，并将评估标准分为3种。①显效：心绞痛发作次数减少超过70%。②有效：心绞痛发作次数减少达到40%～70%。③无效：临床症状无明显改善。该研究表明，在进行体外反搏治疗后，受试者的心绞痛持续时间减少，且有统计学意义［（3.08±1.25）min vs（4.71±2.62）min）］。此外，体外反搏临床疗效的总有效率也明显升高（89.74% vs 71.79%）。

与叶苑等人的研究不同，更多的研究者，如曹佳齐等人将心绞痛治疗效果评估标准定为以下3种。①显效：心绞痛发作次数减少超过80%。②有效：心绞痛发作次数减少达到50%～80%。③无效：临床症状无明显改善甚至存在加重倾向。曹佳齐等人的研究表明，与对照组相比，体外反搏改善心绞痛症状的总有效率（总有效率=显效率+有效率）明显升高（93.3% vs 70%）。

叶苑等人和曹佳齐等人的研究随访时间都较短（35周），而Soran等人则在体外反搏治疗结束后对患者进行了为期2年的随访。Soran等人的研究表明，即使在体外反搏试验结束后的2年，仍有55%的患者的心绞痛症状能够得到持续改善，这包括心绞痛发作频率减少，具体为平均每周心绞痛发作次数减少8.2次。

二、心电图ST段改变

心绞痛发作时，患者心电图多有ST段压低，常提示心肌缺血。

增强型体外反搏的多中心研究（multicenter study of enhanced external counterpulsation，MUST-EECP）是第一个以评估该疗法的有效性和安全性为目的的随机、双盲、对照试验。139名有心绞痛、检测证实有冠心病及运动试验有缺血证据的患者被随机分配到体外反搏组和非体外反搏组。结果显示，体外反搏组患者的心绞痛发作频率减少，而运动负荷试验时出现心电图ST段压低的时间明显延长[（379±18）s vs（337±18）s，$P<0.05$]。另外两项涉及体外反搏对运动耐量影响的研究，同样发现体外反搏后心电图出现ST段压低的时间明显延长，且结果均有统计学意义[（320±95）s vs（266±106）s，$P<0.05$ 和 315.8s vs 229.1s，$P<0.05$）]。

三、硝酸甘油的用量

硝酸甘油属于硝酸酯类药物，主要作用是扩张冠脉，增加心脏的供血，同时可以扩张全身静脉，使心脏的血液回流减少，减轻心脏负担，减少心肌耗氧量，从而缓解心绞痛。

有研究表明，进行体外反搏治疗的总有效率明显高于对照组，其中包括硝酸甘油的用量明显少于对照组[（0.87±0.19）片/天 vs（1.91±0.88）片/天]。另外有研究表明，即使是复发性和难治性心绞痛需要服用硝酸甘油的患者，在进行体外反搏治疗后，其硝酸甘油的使用次数也显著减少。其中，复发性心绞痛组每天硝酸甘油的服用次数从（1.1±1.44）次下降至（0.2±0.41）次，$P<0.05$；难治性心绞痛组则从每天平均7（2~16）次下降至0（0~2）次，$P<0.05$。也有研究表明，（87±5）%的患者在体外反搏治疗前使用硝酸甘油，而在体外反搏治疗后，仅有（63±7）%的患者仍在服用硝酸甘油（$P<0.01$）。而在Soran等人的研究中，52%的患者在进行体外反搏治疗后2年内可停止使用硝酸甘油。

四、运动耐量

运动耐量是指身体所能承受的最大运动量，主要反映心、肺、骨骼肌的整体功能，是影响患者生存质量的重要因素，因此提高冠心病患者的运动耐量在心脏康复中具有重要意义。

体外反搏疗法也被证明可以增加难治性心绞痛患者的运动耐量。在2018年的一项研究中，在标准疗程的体外反搏治疗后，34名患者的运动耐量得到明显改善。自2001年以来的其他研究也支持这一发现，这些研究均显示在体外反搏治疗后患者的运动耐量得到明显提升。实际上，体外反搏治疗后运动耐量的改善与心绞痛发作次数的减少、心绞痛阈值的增加和对体力消耗的耐受性增加密切相关。

五、运动平板试验

运动平板试验作为一种常见的生理负荷，通过运动诱发静息状态下隐匿的心血管疾病，以评价心功能状态。运动平板试验又称运动负荷试验，是近年来开展的用于检测心肌缺血的试验方法，目前已广泛用于冠心病及其他心血管疾病的诊断与预后评价。

甄子英等人通过运动平板试验来评估体外反搏对冠心病心绞痛患者的疗效。运动平板试验阳性的指标为：①运动中出现典型心绞痛；②心电图中无Q波显示时可供诊断的ST段出现弓背状的急性抬高≥0.1mV；③患者在运动中或运动后且在出现的QRS波群后（60~80）ms ST段水平或下斜型下移≥0.1mV或者出现原有ST段下降，下降程度在原有的基础上再下降>0.1mV。甄子英等人发现，经过体外反搏治疗的患者，其上述3种情况均较对照组减少，在运动平板试验过程中无异常发生的患者的比例增高（65% vs 50%）。以上结果说明，运动平板试验也可作为体外反搏对冠心病心绞痛患者的疗效评估方法。

六、6min步行试验

6min步行试验是让患者采用步行运动的方式，测试其在6min内承受的最快速度行走距离。6min步行试验作为一种简便易行的亚极量水平的功能测试方法，具有良好的实用性和有效性，患者耐受性好，易于接受，尤其是对于中重度运动能力下降的患者及老年患者。6min步行试验可以较好地反映患者日常体力活动下的运动耐量和心肺功能状态，目前被广泛应用于临床功能状态评估、医疗干预效果评价和疾病预后评估等方面。

一项观察体外反搏在不稳定型心绞痛治疗中的临床疗效的研究将患者随机分为实验组和对照组，对照组实施药物治疗，实验组在此基础上加用体外反搏治疗，研究表明实验组6min步行距离明显优于对照组［（434.16±58.27）m vs（376.49±61.74）m］。

七、生活质量

以减轻心绞痛症状和提高生活质量为主要目标，体外反搏的长期有益效果也已得到证实。对MUST-EECP试验中患者1年的随访分析显示，与健康相关的生活质量指标（日常生活活动、工作能力、身体疼痛、对健康的信心、精力、与家人和朋友进行社交活动的能力、焦虑和抑郁）在体外反搏治疗组中均得到了改善。国际体外反搏患者登记注册中心（international EECP patient registry，IEPR）的资料显示，1 097名患者2年后生活质量有显著提高。在2年的随访里，74%CCS心绞痛分级Ⅱ级的患者和70%CCS心绞痛分级Ⅲ级、Ⅳ级的患者未发生重大心血管不良事件，而硝酸甘油的使用次数，CCS心绞痛分级Ⅱ级的患者从（4.1±8.2）次下降至（1.9±4.4）次，CCS心绞痛分级Ⅲ

级、Ⅳ级的患者则从（8.4±12.5）次下降至（3.4±9）次。

曹佳齐等人还使用西雅图心绞痛量表（Seattle angina questionnaire，SAQ）来评估体外反搏对心绞痛患者的疗效。SAQ评分包括5个项目：心绞痛发作情况、心绞痛稳定状态、躯体活动受限程度、疾病认知程度及治疗满意程度，共计100分，分值越高表示机体功能越好。他们的研究结果显示：在进行3个月的治疗后，体外反搏组患者的SAQ评分明显高于对照组 [（78.28±3.41）分 vs（68.14±3.24）分]。

需要指出的是，麻玉秀等人的研究采用费里德（Fried）表型衰弱量表来评估体外反搏对高龄冠心病心绞痛患者（≥80岁）的治疗效果。Fried表型衰弱量表主要用来评估老年人衰弱情况，其包括：①不明原因体质量下降；②疲乏；③握力下降；④行走速度下降；⑤躯体活动降低（体力下降）。每条1分，评分≥3分为衰弱，1~2分为衰弱前期，0分为强健。该研究表明，在经过体外反搏治疗后5周，高龄冠心病心绞痛患者按Fried表型衰弱量表评分为衰弱的患者明显少于对照组（41.9% vs 50.0%），而评分为强健的患者明显多于对照组（34.9% vs 11.9%）。衰弱与老年心血管疾病的发生发展互为因果，严重影响预后，有研究表明，衰弱使心血管疾病的发生风险增加35%。因此，可以在高龄冠心病心绞痛患者中使用Fried表型衰弱量表来评估体外反搏的疗效。

综上所述，对心绞痛患者，无论是稳定型心绞痛患者还是不稳定型心绞痛患者，体外反搏均有良好的疗效。在临床上，可用CCS心绞痛分级、心绞痛发作次数、心绞痛持续时间、硝酸甘油使用情况、运动平板试验、6min步行试验等来评估体外反搏的疗效。

第二节　体外反搏在慢性心功能不全中的疗效评估

心功能不全/心力衰竭是一个严重的临床和公共卫生问题。由于全球人口增长和老龄化，心力衰竭仍然是一种发病率不断上升的全球性疾病，据估计，全世界心力衰竭患者人数超过6 430万人。心力衰竭是患者住院和再入院的主要原因之一，这对医疗卫生保健系统造成了巨大的经济负担。尽管过去几十年心力衰竭的治疗取得了很大进展，尤其是在药物和器械治疗方面，但心力衰竭患者的住院率和死亡率仍然居高不下。

在体外反搏临床应用初期，心功能不全被视为接受体外反搏治疗的禁忌证。随着体外反搏临床应用范围的扩大，心功能Ⅱ级、Ⅲ级患者也可在体外反搏中受益。自1992年美国FDA确认体外反搏可以应用于稳定型及不稳定型心绞痛的治疗后，2002年又将充血性心力衰竭纳入其适应证。多个研究表明，慢性心功能不全患者接受足疗程体外反搏治疗后，心功能不全症状可得以改善，且已证明体外反搏对伴有左心室功能障碍的充血性心力衰竭患者是安全、有效的。目前体外反搏已作为心脏康复的重要手段，应用在心力衰竭的治疗中。

一、NYHA心功能分级

美国纽约心脏病协会（NYHA）于1928年提出NYHA心功能分级，即心力衰竭的分级，因其操作简单，在临床上沿用至今。NYHA心功能分级按诱发心力衰竭症状的活动程度将心功能受损状况分为4级。

Ⅰ级：患有心脏病，但体力活动不受限制，一般体力活动不引起过度疲劳、心悸、气喘或心绞痛。Ⅱ级：心脏病患者的体力活动轻度受限制，休息时无自觉症状，一般体力活动可引起过度疲劳、心悸、气喘或心绞痛。Ⅲ级：患者有心脏病，以致体力活动明显受限制，休息时无症状，但小于一般体力活动即可引起过度疲劳、心悸、气喘或心绞痛。Ⅳ级：心脏病患者不能从事任何体力活动，休息状态下也出现心力衰竭症状，体力活动后加重。

陈素琴等人观察了体外反搏对心力衰竭患者NYHA心功能分级的影响，其将疗效标准定为：NYHA心功能分级提高2级及2级以上视为治疗显效；提高1级视为治疗有效；而NYHA心功能分级无变化时则视为治疗无效；总有效率=（显效+有效）/总例数。对照组总有效率为66.67%，而体外反搏组总有效率为93.33%，明显优于对照组。

增强型体外反搏治疗充血性心力衰竭的前瞻性评价（prospective evaluation of enhanced external counterpulsation in congestive heart failure，PEECH）试验评估了体外反搏对慢性心功能不全患者的作用。该试验将187名轻中度心力衰竭患者随机分为体外反搏实验组和对照组，实验组在7~8周内接受35次体外反搏治疗，每次持续1h，并在治疗结束后1周、3个月和6个月进行随访。结果显示，在治疗后1周、3个月和6个月，体外反搏治疗组的NYHA心功能分级改善患者的百分比明显高于仅接受药物治疗的患者（31.6% vs 12.2%）。Kristen等人的研究也表明体外反搏能改善NYHA心功能分级，他们发现，有61%的患者在进行体外反搏治疗后NYHA心功能分级提高了1级或多级。

NYHA心功能分级的优点在于简便易行，因此几十年来仍为临床医师所使用。但其缺点在于仅凭患者主观陈述，有时症状与客观检查有较大差距，同时患者个体间的差异也较大。

二、彩色多普勒超声心动图

彩色多普勒超声心动图可以直观地看到心脏的功能射血分数和收缩、舒张功能，可以对心脏功能进行较好的评估。

陈素芹等人观察了体外反搏对心力衰竭患者左心室功能的影响。他们发现，与对照组相比，体外反搏可以提高心功能不全患者的左心室射血分数[（52.1±2.2）% vs（48.3±3.7）%]。有研究表明，10例治疗前左心室功能低下的冠心病患者中，有6例经体外反搏治疗后左心室功能有改善，每搏输出量平均增加13.03mL（从54.15mL增至67.18mL），心输出量平均增加0.704L/min（从3.582L/min增至4.286L/min），心脏指数平均增加0.589L/（min·m^2）[从2.134L/（min·m^2）增至2.723L/（min·m^2）]。

余晓霞等人的研究表明，心功能Ⅱ级、Ⅲ级的心功能不全患者在进行3个疗程的体外反搏治疗后，与单纯药物治疗组相比，其左心室射血分数明显提升，从（36.9±1.67）%提升到（41.9±2.51）%。

三、6min步行试验及运动耐量

6min步行试验与NYHA心功能分级相关，NYHA心功能分级越高，6min步行试验距离越短，因此认为6min步行试验可以评估患者心力衰竭的程度。6min步行试验结果与心力衰竭患者的死亡率和住院率密切相关。2001年，有国内学者将6min步行试验应用于慢性心力衰竭患者的临床评价中。

PEECH试验结果显示，体外反搏明显增加慢性心力衰竭患者6min步行试验距离。此外，该研究还表明，35.4%接受体外反搏治疗的患者的最大运动耐受时长增加至少1min，而对照组中这一比例仅为

25.3%。Michael等人观察了心功能为Ⅲ级、Ⅳ级的心功能不全患者在进行体外反搏后的治疗效果。他们发现，体外反搏组在6min步行试验中的最大步行距离较对照组增加了15%（从329m增至377m）。Kristen等人的研究也表明体外反搏能增加6min步行试验的最大步行距离（从283m增至336m），增加了19%。余晓霞的研究表明，心功能Ⅱ级、Ⅲ级的心功能不全患者在进行3个疗程的体外反搏治疗后，6min步行试验距离明显增加[从（365.5±41.8）m增至（420±47.17）m]。陈素芹等人观察了体外反搏对心力衰竭患者6min步行试验的影响，与对照组相比，体外反搏组患者6min步行试验距离明显增加［（348.7±53.9）m vs（276.2±64.1）m）］。

四、再住院率

心力衰竭影响着数百万患者，且由于需要再住院治疗，患者承受着巨大的经济负担，正因为如此，医疗卫生系统和患者都在寻找降低再入院率的方法。Kristen等人则研究了体外反搏对心功能不全患者再入院率的影响。通过比较体外反搏组和对照组90天内的再入院率，他们发现，在90天的观察期内，99名患者中仅有6名患者需要再住院治疗（6.1%），这明显低于平均再入院率34%。

五、无创血流动力学评估

薛小军等人将缺血性心力衰竭患者作为研究对象，评估体外反搏对缺血性心力衰竭患者心功能的影响，他们采用了无创血流动力学作为心功能评估指标。他们发现，体外反搏治疗后，患者心输出量明显增加［（3.45±0.65）L/min vs（2.62±0.72）L/min］、心脏指数也明显增加［（2.15±0.59）L/（min·m^2）vs（1.30±0.53）L/（min·m^2）］。

第三节 体外反搏在其他疾病中的疗效评估

体外反搏目前仍主要用于心绞痛和心力衰竭患者的治疗，但随着研究的不断进展，体外反搏开始被用于更多疾病的治疗中，并为患者取得了客观的益处。

一、体外反搏在糖尿病中的疗效评估

曾丽玉等人观察了体外反搏在糖尿病患者治疗中的疗效评估，其疗效判断标准有3种。①显效："三多一少"症状消失，血糖＜7.4mmol/L。②好转："三多一少"症状消失，血糖≤8.3mmol/L。③无效：症状无改善，血糖检测无变化。研究发现，体外反搏能降低糖尿病患者的空腹血糖［从（7.89±3.62）mmol/L降至（6.21±3.74）mmol/L）］。在体外反搏治疗的患者中，显效者占50%，好转者占43%，无效者占7%。

二、体外反搏改善脑梗死恢复期运动神经功能的疗效评估

研究表明，脑功能在脑卒中发生后前3个月恢复最快，但即便积极地采取各种相关的治疗措施，仍有部分脑卒中患者遗留肢体功能障碍或运动模式不协调等问题。研究表明，功能障碍程度是脑卒中患者生活质量的独立影响因素，且与生活质量呈负相关，尤其恢复期患者的日常生活活动（activity of daily living，ADL）能力与患者生活质量直接相关。ADL评定是一种综合活动能力的测试，其特点及其动态恢复

规律有助于判断患者的预后及制定相应的康复治疗策略。而电生理运动诱发电位（motor evoked potential，MEP）能客观地反映患者运动神经功能的不同状态，尤其是在脑血管疾病患者中，MEP的潜伏期和波幅变化表现出更高的敏感性。

体外反搏能明显增加大脑血供、改善脑循环。部分因脑梗死导致运动神经功能受损的患者，在完成3个月的体外反搏治疗后，其运动神经功能仍可以继续改善和恢复。研究表明，体外反搏对脑梗死恢复期运动神经功能的疗效可以用ADL和MEP进行评估。经过72次体外反搏治疗后，脑梗死患者MEP刺激阈值较治疗前明显下降，且潜伏期（从磁刺激开始到靶肌反应的时间）缩短；用于评定ADL的巴塞尔指数（Barthel index）在体外反搏治疗后显著增高，且明显高于对照组。有学者认为，如果在12个月内肢体功能未能恢复、仍处于偏瘫恢复期的患者，只要其MEP功能仍存在，患者的患侧运动功能仍可部分恢复；相反，MEP反应极小和无反应者的死亡率高，功能恢复差，因此进行MEP评定可以判断患者恢复的可能性。

三、体外反搏在急性缺血性脑卒中中的疗效评估

多项临床实践证实体外反搏对缺血性脑卒中的治疗和康复有良好疗效。2013年，美国心脏协会/美国卒中协会以Ⅱb级的推荐级别将体外反搏作为增加脑血流灌注的有效手段，并纳入急性缺血性脑卒中的诊疗指南。美国国立卫生研究院卒中量表（National Institutes of Health stroke scale，NIHSS）是国际上最常用的综合性脑卒中神经功能缺损评定量表，具有很高的信度和效度，可对病情严重程度和预后进行准确评估。改良兰金量表（modified Rankin scale，mRS）是脑卒中后残疾水平的常用判定指标，具有良好的真实性和可靠性，是最常用的评价

脑卒中患者临床结局的方法之一，被广泛应用于脑卒中的预后评价。NIHSS评分和mRS评分越高，提示神经功能缺损程度越严重，残疾程度越重，对应的致残率、死亡率、复发率越高，预后越差。

周国强等人采用NIHSS评分和mRS评分评估了体外反搏对急性缺血性脑卒中患者的临床疗效。他们的研究发现，急性缺血性脑卒中患者在接受36次体外反搏治疗后，其NIHSS评分较对照组下降更明显（40.5% vs 55.6%）。同样的，体外反搏组mRS评分也较对照组下降更明显（30.5% vs 45.5%）。将mRS评分≤2分定为预后良好，mRS评分≥3分定为预后不良，实验结束后3个月的随访结果发现，体外反搏组患者中预后良好者的比率明显高于对照组（62.1% vs 41.7%）。以上结果也提示，可以将NIHSS评分和mRS评分作为体外反搏治疗急性缺血性脑卒中的疗效评估手段。

体外反搏的即时疗效可应用血流动力学指标的变化来评价，但血流动力学指标不宜作为体外反搏疗效判定的首要指标。应关注患者临床症状改善的情况，同时重视体外反搏治疗的中远期疗效评价。超声心动图、无创心功能检查、平板运动试验、6min步行试验、心肺运动试验、神经功能评价、日常生活能力评价、生活质量评价、老年综合评估等手段，均可作为体外反搏中远期疗效评价的重要参考依据。

第六章

体外反搏患者的选择、处理及体外反搏在心血管康复中的应用

第一节　体外反搏患者的选择

体外反搏是无创性辅助循环的重要手段之一，尽管其在临床实践中被证明是一项非常安全、有效的技术，但仍需要认真选择适宜的患者，以争取体外反搏的最优治疗效果。

一、体外反搏的适应证

（一）心血管疾病

1. 冠心病：稳定型心绞痛、心肌梗死后、冠脉支架置入术后、冠脉旁路移植术后、非阻塞性冠心病、冠脉微血管病变等。

2. 慢性稳定型心力衰竭（缺血性，NYHA心功能分级Ⅱ级、Ⅲ级）。

（二）神经系统疾病

1. 脑动脉硬化症。

2. 短暂性脑缺血发作（transient ischemic attack，TIA）。

3. 脑血栓形成（动脉硬化性脑梗死）。

4. 脑梗死（包括腔隙性脑梗死）。

5. 椎基底动脉供血不足（包括椎动脉型颈椎病）。

6. 眩晕综合征（脑源性和颈源性）。

7. 早期血管性痴呆。

8. 帕金森病（脑供血不足所致）。

（三）其他

1. 缺血性疾病合并2型糖尿病。

2. 经生活方式调整和药物治疗后血糖仍控制不佳的2型糖尿病。

3. 糖尿病视网膜病变和糖尿病肾病。

4. 视网膜中央动脉栓塞、缺血性视神经病变和缺血性视神经萎缩等眼部缺血性疾病。

5. 突发性耳聋。

6. 冠心病合并勃起功能障碍。

7. 经传统治疗后效果不佳的勃起功能障碍。

8. 缺血性疾病合并焦虑症或抑郁症。

9. 睡眠障碍。

10. 心脑血管疾病高危人群的预防。

二、体外反搏的禁忌证

1. 下肢深静脉血栓、活动性血栓性静脉炎。

2. 中重度主动脉瓣关闭不全。

3. 中重度肺动脉高压（平均肺动脉压＞50mmHg）。

4. 直径＞50mm的主动脉瘤、1个月内的主动脉夹层。

5. 未控制的高血压（＞180/110mmHg）。

6. 失代偿性心力衰竭。

7. 出血性疾病或有明显出血倾向的情况。

8. 未控制的频发早搏或严重心律失常。

9. 包裹体外反搏气囊的肢体有活动性感染灶。

10. 妊娠。

第二节 合并特殊临床情况的体外反搏患者的处理

尽管体外反搏治疗在临床上已经有一定的适应证和禁忌证，但体外反搏治疗过程中仍需要根据具体的临床情况进行个别处理。

1. 合并高血压的患者在接受体外反搏治疗前应将其血压控制在150/90mmHg以下；但对于急性缺血性脑卒中的患者，血压低于180/100mmHg进行体外反搏治疗是安全的。

2. 心动过速的患者应将心室率控制在100次/min以下。

3. 房颤不是体外反搏的禁忌证，但房颤时患者因心律绝对不齐导致气囊充气、排气无固定节奏，影响体外反搏治疗时患者的舒适感。建议将心室率控制在50～90次/min。房颤合并心房血栓者不宜进行体外反搏治疗。

4. 体外反搏可以应用于NYHA心功能分级Ⅲ级以下的代偿性心功能不全患者，但在体外反搏治疗期间需注意监测心率、血氧饱和度、肺部啰音和呼吸频率，必要时进行无创血流动力学监测。

5. 合并室壁瘤不是体外反搏治疗的绝对禁忌证，但室壁瘤大且左心室功能不全或合并附壁血栓的患者不宜接受体外反搏治疗。

6. 下肢动脉阻塞性病变患者，包括严重的下肢动脉狭窄或闭塞，可能耐受并从体外反搏治疗中获益。但体外反搏治疗宜从小压力、短时间开始，根据患者的耐受情况逐渐增加治疗压力和时间。对下肢血管有支架置入的患者，应避免将气囊包裹在支架置入部位。

7. 合并严重骨质疏松和髋部、股骨头术后的患者，进行体外反搏治疗前应参考骨科医师及康复医师的建议；腰椎间盘突出症患者行体外反搏治疗时可能因为肢体震动而加重腰痛，需慎用。

8. 正在接受维生素K拮抗剂抗凝治疗的老年患者行体外反搏治疗时，需调整华法林用量，使凝血酶原时间国际标准化比值＜2.5。

9. 永久埋藏式起搏器植入后的患者，在气囊充气、排气过程中产生的躯体运动有可能导致频率应答起搏器在治疗过程中被触发而介导心动过速，这种情况下应程控关闭频率应答功能。植入式心律转复除颤器的患者不需要重新程控。

10. 糖尿病患者行体外反搏治疗时易出现皮肤破损，为保护皮肤，建议下身穿棉质的紧身弹力裤；体形消瘦者在骨突处加用垫衬。

11. 体外反搏治疗可使排尿次数增加，加之老年人易出现尿频、尿急，体外反搏治疗前应嘱患者排尿。治疗过程中如需排尿，应及时停机，否则会使患者心率加快、血压增高，影响体外反搏疗效和依从性。

第三节 体外反搏在心血管康复中的应用时机和疗程

基于体外反搏对心血管系统的作用及整体的影响，结合其无创、安全、有效、可行的特点，体外反搏就像运动一样可贯穿于心血管病康复的全过程，应提倡尽早、充分、全程的原则。作为治疗缺血性疾病，以改善器官、组织供血为目的者，建议采取传统的体外反搏实施方案，即每天1～2次，每次1h左右（也有采用每天1次，每次2h治疗者），连续治疗30次以上；如果是以心血管康复为目的，则建议每周至少3次，每次至少30min，尽量长期坚持治疗。

关于体外反搏在心血管康复应用的具体实施方案目前仍在探索中，综合专家共识有如下建议。

一、第1阶段（住院期康复或Ⅰ期康复）

本阶段需对心血管病患者进行以下健康教育：

1. 戒烟及健康生活方式教育。

2. 心血管疾病相关的基本知识、风险控制、体外反搏疗法及运动锻炼的基本原理。

3. 心血管疾病危险症状的识别和急救方法。

4. 出院前或出院早期（1~2周）对患者进行全面的心血管康复评估，对患者可能出现心血管事件风险的高低进行危险性分级。

5. 高危患者，或虽属于中危但其运动耐量低下，运动不适症状明显，或暂时对运动有顾虑的患者，可先进行体外反搏治疗，待危险等级下降或运动耐量增加时，再进行运动训练。

6. 对某些存在运动禁忌的情况如不稳定型心绞痛、直立性低血压、静息心电图显示严重心肌缺血改变，合并肢体活动障碍如偏瘫、严重的骨关节疾病等情况，可先予体外反搏治疗，待情况好转、无运动禁忌时再开始运动训练。对合并运动障碍和严重骨关节疾病的患者，可将体外反搏作为运动训练的替代方式。

二、第2阶段（出院早期康复或门诊康复）

本阶段一般为出院后2~8周，其心血管康复内容包括：继续健康教育、生活方式调整和维持、监督下的个体化运动训练及体外反搏治疗、营养和饮食咨询、心理咨询服务、用药监测等。重点在于体外反搏治疗和运动训练，个人训练计划应该根据患者的危险分级来确定。建议患者每周进行3~5次体外反搏治疗和运动训练。每次治疗包括60min的体外反搏治疗和医务人员监护下的个体化运动训练。一般情况下，运动训练包括5~10min的热身，20~30min中等强度的有氧运动（约最大摄氧量的60%~80%，之后有氧运动的时间逐渐增加到60min），运动结束后5~10min的放松。可通过心率、自我疲劳评分和谈话试验来控制运动强度。

针对低危、有运动能力的患者，运动训练与体外反搏疗法可同步进行；针对中危、运动能力较差的患者，体外反搏疗法被证实在14天后开始帮助患者增加体力、精力，同时患者可以在医疗监督下进行运动训练直至完成35~36h的锻炼。对于高危患者，可在体外反搏治疗后运动耐量有所改善后再开始运动训练。

第1阶段和第2阶段体外反搏治疗与运动锻炼结合的方案可参考表1。

表1　体外反搏治疗与运动锻炼结合的参考方案

周期		项目	风险		
			低危	中危	高危
第1阶段	第1~14天	体外反搏疗法	可以进行	可以进行	可以进行
		运动锻炼	可以进行	可以进行	暂不进行
	第15~21天	体外反搏疗法	继续进行	继续进行	继续进行
		运动锻炼	继续进行	可以进行	暂不进行
	第22~35天	体外反搏疗法	继续进行	继续进行	继续进行
		运动锻炼	继续进行	继续进行	可以进行
第2阶段		体外反搏疗法	继续进行	继续进行	继续进行
		运动锻炼	继续进行	继续进行	继续进行

三、第3阶段（长期康复或社区康复）

本阶段是心血管康复项目的维持阶段，主要强调长期健康生活方式的维持、二级预防药物的服用及运动康复训练。例如在家或在社区医院监督下持续进行运动康复训练（包括有氧运动、阻抗训练、柔韧性训练），保持健康的生活方式，持续控制危险因素。在这一时期，患者除进行运动康复训练外，建议每半年接受15~20h的体外反搏治疗，以保持心脏功能在日常生活中处于更佳的状态。由于体外反搏对机体系统的有益影响，部分药物如控制血压、血糖药物的使用可根据相关情况给予实时调整。对不能进行运动康复训练的患者，如条件许可，建议定期进行体外反搏治疗。对于已开始运动康复训练的患者，由于体外反搏具有显著的缓解运动后疲劳的作用，建议与运动训练交替进行。

第七章

体外反搏的操作与要点

必须明确的是，体外反搏的疗效有赖于对体外反搏装置的正确操作和对治疗过程的精细观察，没有规范的操作将难以保证治疗和康复的效果，尤其下肢气囊的正确包扎和充气、排气时间的精细调整是体外反搏操作的关键环节。

第一节　体外反搏的操作

一、体外反搏治疗前的准备工作

（一）体外反搏治疗前的检查

有条件的单位，可根据患者的具体情况及临床需要，在体外反搏治疗前安排患者接受下列检查。

1. 一般而言，50岁以上患者若罹患缺血相关性疾病需要进行血压、十二导联心电图、彩色多普勒超声心动图、双侧颈动脉血管超声、双下肢动静脉血管超声、无创动脉硬化检测、FMD、血脂、生化等检查。

2. 心血管疾病患者，需常规做十二导联心电图（必要时需做十八导联心电图）、彩色多普勒超声心动图、双侧颈动脉血管超声、双下肢动静脉血管超声、无创动脉硬化检测、6min步行试验、心功能测定，并可根据患者具体情况，进行FMD检查、心肺运动试验（cardiopulmonary exercise test，CPET）。

3. 脑血管疾病患者，需做十二导联心电图、彩色多普勒超声心动图、颈部血管多普勒超声、双下肢动静脉血管超声等检查；疑有脑血栓或脑梗死的患者，需做头颅CT或MRI检查；疑有脑供血不足的患者，需做经颅多普勒超声（transcranial Doppler，TCD）、视网膜振荡电位、局部脑血流图、颈椎X线、头颅CT等检查。

4. 眼部缺血性疾病患者，需做视力、视野、视网膜电图（electroretinogram，ERG）、视觉诱发电位（visual evoked potential，VEP）、荧光造影等相关检查；必要时测量眼压。

5. 耳部缺血性疾病患者，需做电测听检查；必要时进行声导抗测试。

6. 下肢缺血性疾病患者，需做无创动脉硬化检测、下肢血管多普勒超声检查及6min步行试验。

7. 合并高血压的患者，需做十二导联心电图、24h动态血压监测，每次体外反搏治疗前均应测量血压。

8. 合并心律失常的患者，需做十二导联心电图、24h动态心电图检查。如合并房颤的患者，需测血小板计数及凝血功能，并进行食道超声检查。

9. 合并糖尿病的患者，需测血糖，并观察患者双下肢皮肤及血液循环情况，必要时做相应检查。

10. 服用抗凝药、抗血小板药的患者或有出血倾向的患者，需测血小板计数及凝血功能。

11. 其他缺血性疾病患者，需做与疾病相关的特殊检查。

生活质量的提高是体外反搏疗效的重要评估内容之一，也是心血管康复的主要目标。有条件的体外反搏中心应建议所有患者在接受体外反搏治疗前后均常规进行广泛性焦虑量表（generalized anxiety disorder，GAD-7）、患者健康问卷（patient health questionnaire，PHQ-9）、健康调查量表36（short form 36，SF-36）、匹兹堡睡眠质量指数量表（Pittsburgh sleep quality index，PSQI）的调查，并进行体外反搏治疗前后的对比。有心绞痛病史的患者可加用西雅图心绞痛量表；有吸烟史的患者可加用尼古丁依赖检验量表（Fagerstrom test for nicotine dependence，FTND）。

（二）与患者及家属进行治疗前的谈话

谈话内容包括：

1. 了解患者基本情况，严格把控体外反搏治疗的适应证与禁忌证。在体外反搏治疗前，一定要严格把控禁忌证，经反复确认无治疗禁忌证者方可进行体外反搏治疗。

2. 做好沟通及解释工作。对初次接受体外反搏治疗的患者，应结合其病症，从反搏治疗原理入手，并结合其治疗时间与疗效的因果关系，对患者做好说明及解释工作，使患者和家属主动配合治疗，这是保证患者顺利接受治疗、提高治疗效果的关键。

3. 加强心理护理。对于初次接受体外反搏治疗的患者来说，看到体外反搏治疗时的振动状态，或听到体外反搏装置运转时的声响，大多存在不同程度的恐惧和紧张心理，因此不敢接受治疗。对此类患者，应在体外反搏治疗前充分做好解释工作，告知患者及家属体外反搏治疗的安全性和有效性，并可列举体外反搏治疗成功的案例，以缓解患者的恐惧和紧张心理。

（三）患者须知

1. 要求患者提前10min到达治疗室，稍作休息后再开始进行体外反搏治疗。

2. 体外反搏治疗前禁茶、烟、酒、咖啡等容易引起兴奋的食物，防止因兴奋诱发早搏，影响治疗效果及治疗感受；体外反搏治疗前忌大量饮水，并提醒患者治疗前排空小便，因治疗时血液循环加速、代谢加快及腹部囊套捆绑等原因，极易产生尿急感。

3. 患有高血压的患者，应告知其每天晨起在家测量血压，如血压高于160/90mmHg或与平时相比波动加大时，应暂停体外反搏治疗并及时就医。在每次体外反搏治疗前均需测量血压，血压控制在160/90mmHg以下方可进行体外反搏治疗。

4. 告知患者自带一条紧身且富有弹性的棉质长裤（或健美裤、袜裤等）并在体外反搏治疗前换上，嘱患者将皮带及裤袋内的所有物品取出，防止治疗过程中因气囊反复挤压而引起皮肤破损或起水泡。

5. 嘱患者在体外反搏治疗过程中尽可能放松并入睡，如有不适及时告知工作人员。

6. 体外反搏治疗后如果发现局部皮肤起水泡或磨损，应由医护人员进行相应处理。如为皮肤小磨损，可选用适当消毒液进行处理；局部皮肤起小水泡（直径≤5mm）者，可以用水胶体敷料保护或不予处理。以上两种情况在进行体外反搏治疗时可用纱布和海绵垫衬。如起大水泡（直径＞5mm），可用无菌注射器在水泡最低位穿刺抽出水泡内液体，早期保留表皮并保持干燥，或根据水泡具体情况应用透明贴或溃疡贴等水胶体敷料外敷，并暂停患侧肢体的体外反搏治疗。

7. 体外反搏治疗不能替代药物与运动，切勿自行停药或停止运动锻炼。体外反搏治疗结合药物与运动更有利于提高治疗效果。

8. 体外反搏治疗过程中如遇紧急情况，可按床边红色紧急按钮暂停体外反搏治疗并及时呼叫工作人员。

二、体外反搏装置的基本操作

（一）上机

按顺序开启主机、显示屏，摆放好囊套，让患者坐于囊套上（切记勿直接坐在螺旋管上，防止其断裂），使其骶尾部对准囊套中心点位置后平躺于治疗床上，这样可使囊套位置合适、不易偏移，且利于包扎。

（二）贴电极片

贴电极片时，首先确定电极片的贴放位置，若该位置有体毛则需剔除，将体毛剔除后，用酒精棉签或清水清洁皮肤，将心电导联线从患者衣领处穿入，连接导联接头与电极片，撕去电极片保护膜，将负极（白色，又称无作用极）电极片贴于胸骨柄偏右、没毛（或少毛）、骨感明显且平坦的位置；正极（红色，又称探查极）电极片贴于胸导联V3～V6之间（习惯贴于V5导联位置，即心尖位置），原则是选取R波波峰较高的位置，以减少干扰；最后一个电极（黑色，属于地线）片贴于右侧乳房下与右侧肋缘上之间的位置。如安装有心脏起搏器的患者，电极片贴放位置应尽量远离起搏器。

心电电极片的贴放需要遵循以下原则：①尽量保证心电波形R波主波向上；若负向心电波形（R波主波向下）触发正常时，则红、白电极片的位置不用调换；若触发不正常时，则可调换红、白电极片的位置后再作对比选择。②保证心电波不发生漏触发或误触发现象；③电极片的贴放位置和导联线不影响气囊包扎；④选择骨感明显且平坦处贴电极片，避开肉多部位，以防止因振动引起的干扰；⑤红、白电极片贴放时，尽量拉开距离，彼此不要靠得太近，以保证心电波形清晰、稳定；⑥电极片贴放位置应避开伤口或瘢痕处。

不同机型的心电导联接头的颜色可能不同，不同患者的心电电极片的贴放位置可能存在差异，但只要符合上述6项原则即可。

操作时需注意：心电电极片一定要一次性使用，并确保粘贴牢固。因体外反搏治疗时间长，若电极片粘贴不牢固，会导致心电信号弱或受充气、排气振动的影响使电极片松脱，致使心电图失真、漂移或消失，造成漏触发、误触发，甚至出现假早搏、假心电混乱等现象，导致治疗暂停或中断，引起患者紧张、恐惧等不适。故粘贴电极片时，可用酒精棉签涂擦以清洁粘贴部位的皮肤，并在电极片上涂上少许导电胶（或超声耦合剂），必要时还可用胶布十字交叉固定电极上接头部位，以避免上述现象的发生。

（三）佩戴指脉探头

佩戴指脉探头时，首选佩戴在食指或中指上，感应器亮灯处对准指甲侧，保证感应器灯光处于不闪烁状态，做检测时尽量保持前臂和手指在稳定、直立的状态。

佩戴指脉探头时要遵循一个重要的原则，即确保指脉波波形处于最佳显示状态。

（四）包扎气囊

包扎气囊是体外反搏治疗获得满意临床疗效的关键。

必须遵循的总体原则有：根据患者的身高、体重选择大小合适的囊套；包扎顺序为小腿、大腿、臀部，稍紧勿松，以能伸进一只手指为宜（直径约为1.5cm）；囊套表面无折皱，气囊连接管无扭曲；为男性患者包扎时应避开阴茎、阴囊处，为女性患者包扎时应避开大阴唇处，以防止磨损、受伤。

1. 包扎小腿时应注意：小腿囊套上缘应紧贴膝关节的下缘；小腿囊套下缘应在踝关节以上，避免包裹住踝关节，以防此处皮肤受磨损；较瘦者应在胫骨内侧各垫一块20cm×7cm×0.5cm的海绵或毛巾（禁止直接垫在胫骨前缘，因此处受压后易出现肿块）。

2. 包扎大腿时应注意：调整好囊套的角度。包扎的要点是囊套要紧贴腿型，包扎要平整，边缘没有缝隙，且上缘紧贴腹股沟部位。切勿包扎过紧，只需紧贴即可。

3. 包扎臀部时应注意：臀部气囊上缘不超过髂前上棘水平，避免包裹胸肋部；较瘦且髂前上棘突出明显者，应在左、右髂前上棘两侧各垫一块20cm×15cm×0.5cm的高密度海绵，切勿直接垫在髂前上棘处，以防此处皮肤受磨损。

（五）调节充气、排气（保压）时间点与体外反搏压力

1. 调节充气、排气时间点：①充气信号应置于心电图T波（呈直立时）的顶峰位置；若T波倒置，则将充气信号置于倒置T波的最低点；若T波呈正负或负正双向时，则将充气信号置于T波正负或负正双向的中间点。②排气信号置于心电图P波顶峰或P波之前（保压时间视患者情况而定）（图4）。

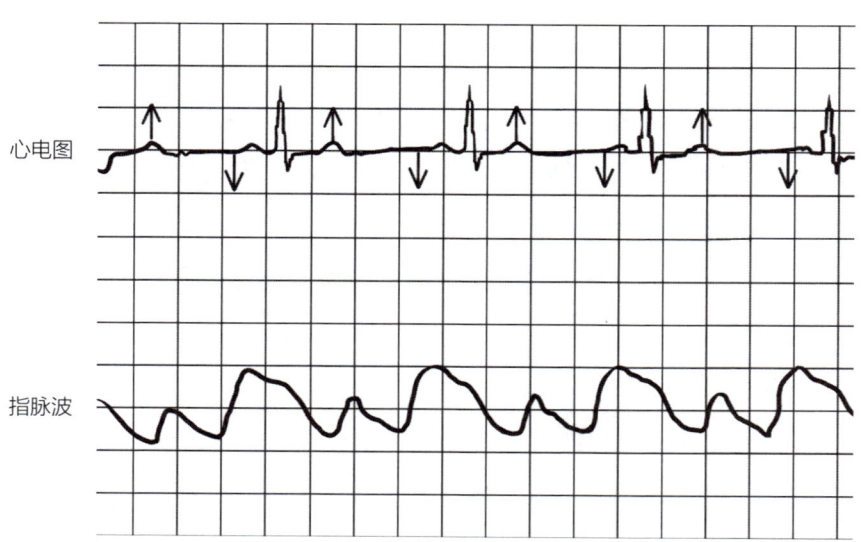

向上箭头所处位置表示充气时间点，向下箭头所处位置表示排气时间点；
上下两个箭头之间线段的横向长度被称为保压时间。

图4 波形示意图

2. 调节压力：压力的调节应根据患者的治疗次数、胖瘦程度、耐受力及反搏波形而定。首次进行体外反搏治疗的患者，为使其尽快适应，应减轻患者的恐惧。若患者不适应，可将体外反搏起始压力调为0.025MPa，随着治疗次数的增加，治疗压力逐渐加大，常规治疗压力应维持在0.03～0.045MPa。

必须明确的是，足够的气囊压力是确保体外反搏疗效的关键，若体外反搏气囊压力过低，则无法确保治疗和康复效果。

压力及保压时间调节的原则：①调节治疗压力使体外反搏治疗时的反搏波达到最高，理想状态下D/S至少不低于1.2；②在保持最高反搏波的条件下，选用最小治疗压力，一般很少超过0.045MPa，因压力超过0.045MPa后，反搏波不一定继续增高，反而会增加患者的不适；③根据患者的耐受情况调节治疗压力。对接受过多次体外反搏治疗的成年患者，如无特殊情况，一般选用的体外反搏治疗压力不能＜0.03MPa；④根据患者心率的快慢（T波到P波间距）和患者的耐受能力，在保持最高反搏波的情况下调节保压时间的长短；⑤为确保体外反搏的疗效，体外反搏的压力不宜过低，但香港中文大学黄家星教授团队研究发现，脑卒中患者在进行体外反搏治疗时，压力为0.02MPa时治疗效果最佳，但该结论还有待进一步的临床研究。

当体外反搏治疗压力达到常规治疗压力（0.03～0.045MPa）后，就可以调节充气、排气的起始时间点，这两个时间点的调节都需要通过观察指脉波形而定。因其随心率的变化而变化，故无固定的时间调节点。如图5所示，拐点过深是因为充气的起始时间过晚，首先应将充气时间向左调（即提前），如图6所示。

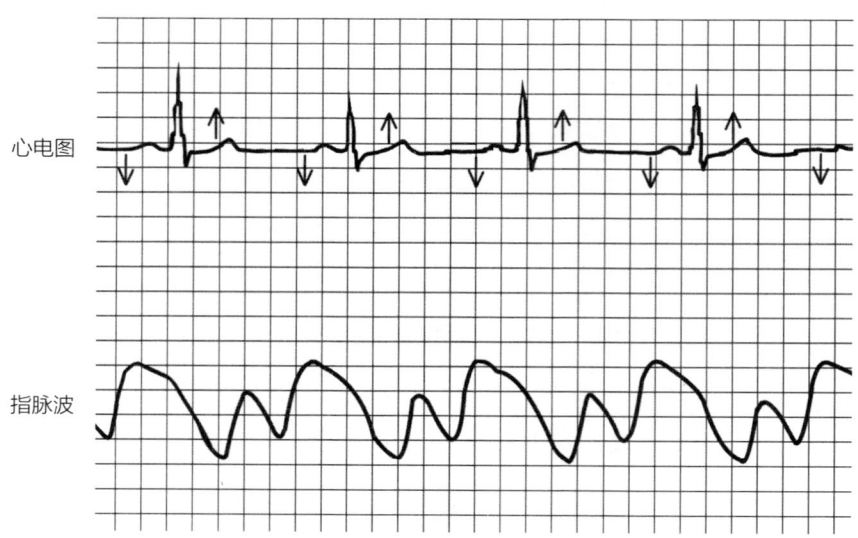

心电图

指脉波

图5　反搏波形拐点过深

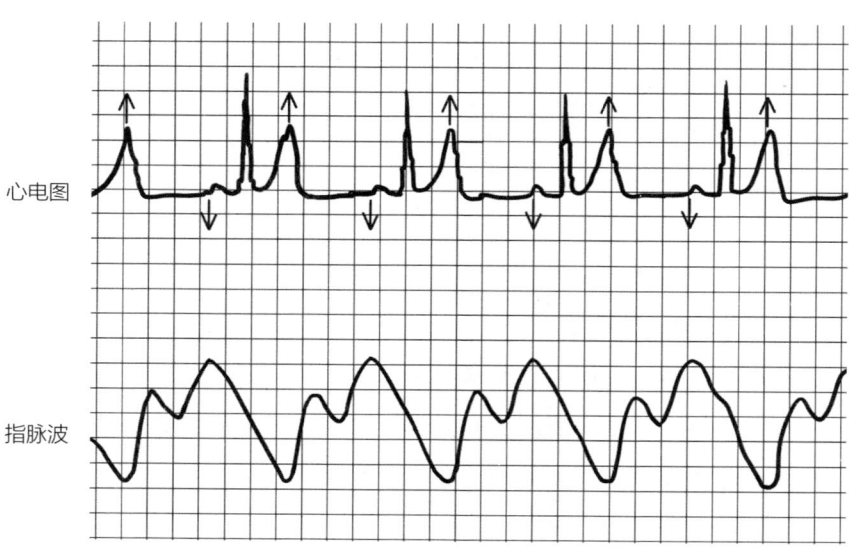

心电图

指脉波

图6　理想的反搏波形

　　又如图7所示，拐点过浅是因为充气时间过早，则要将充气时间向右调（即往后调），从而调整到更理想的反搏波形。当然，按体外反搏治疗装置本身所设定的初始充气、排气时间进行体外反搏治疗，有时也能获得较好的反搏波形，但未必是最好的，仍需要通过反复调节充气、排气时间点，来获得最佳的反搏波形，以得到最理想的体外反搏治疗效果。

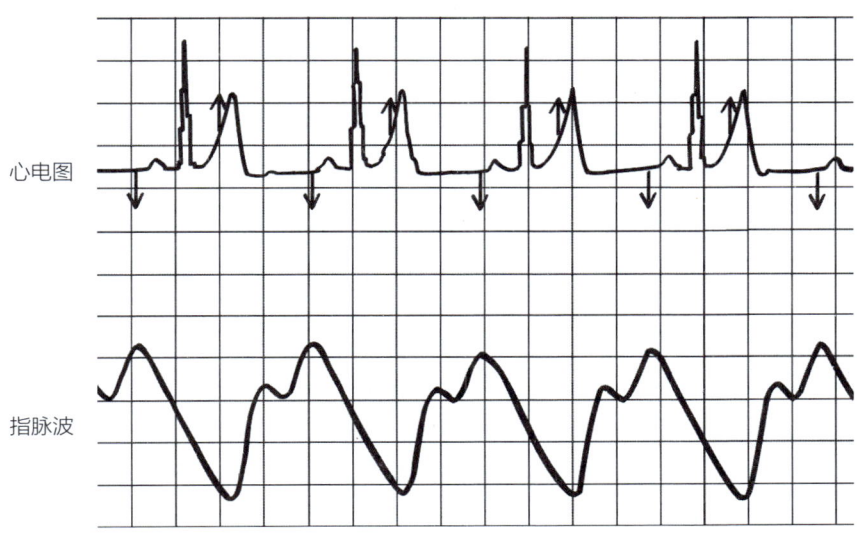

心电图

指脉波

图7　反搏波形拐点过浅

如反复调节充气、排气时间点，反搏波形仍不理想，需要排除以下几点因素的影响：①检查囊套的包扎是否符合要求（如囊套包扎的松紧度及位置）；②检查气囊和（或）管道是否漏气；③气囊位置是否移位或折叠；④治疗压力是否达标；⑤如排除上述4种情况，那就极有可能是因为患者自身疾病的影响，如血管弹性较差、腹主动脉狭窄、多支血管病变等。

（六）观察与监护

体外反搏治疗前，应嘱患者放松，尤其是首次进行体外反搏治疗的患者，适当地跟患者聊天可以分散患者的注意力，减轻其焦虑、恐惧的心理。

体外反搏治疗虽是安全、无创的，但在治疗过程中，也应加强巡视，密切监测患者的病情。

1. 对在体外反搏治疗过程中同时进行输液的患者，应适当减慢输液速度，防止患者因尿急而中断体外反搏治疗。

2. 密切监测患者的呼吸、心率、心律、血氧饱和度等情况。①如患者心率加快，伴有气促、血氧饱和度迅速下降或对于有可能出现心力衰竭症状的患者，应立刻停止体外反搏治疗。此时，应将床头抬高，并报告医师及时对症处理；如只是单纯心率加快，无其他不良反应，可先暂停体外反搏治疗，让患者稍作休息，并嘱患者反复做深呼吸进行放松，待心率恢复正常后再进行体外反搏治疗。②随着治疗时间的延长和治疗次数的增加，一般血氧饱和度保持不变或有所增加，如血氧饱和度逐渐下降（或下降至90%以下）应立即停止体外反搏治疗，查找原因。如检查其有无左心衰竭、右心衰竭、肺水肿等症状发生。

3. 治疗过程中应加强巡视，并注意倾听患者的自我感受。①在体外反搏治疗的第1个疗程中，有些患者会在前几次治疗中出现腿部、臀部酸、胀等不适，此属正常现象。向患者及家属做好解释工作，消除其紧张、恐惧的心理。在体外反搏治疗4次以后，大部分患者可以适应，紧张、恐惧、下肢酸胀等不适也会随之消失。②关注患者对治疗压力的适应情况。随着治疗次数的增加，压力也会有所增加，要随时观察并询问患者对给予的治疗压力的耐受情况，并根据患者耐受度做出调整。尤其是对下肢血管有病变及合并糖尿病的患者，要及时了解其下肢的反应，如有无出现麻木、疼痛等情况，必要时可适当降低治疗压力。多次治疗的患者因其已适应体外反搏治疗的压力，故往往对治疗压力的要求高，只有在大的治疗压力下才感到"够力""舒服"。但操作人员一定要切记遵循在最小的治疗压力下，达到最大峰值比（D/S）的原则。

4. 注意同步情况，可用脉搏灯复查1~2次。通过声音、灯光、心电图、充排气信号、波形、用手触按气囊等方法检查工作状态，并监测同步情况。

5. 注意使体外反搏治疗压力保持在最佳值。心率快时体外反搏治疗压力会降低，心率慢时体外反搏治疗压力会升高，所以在心率变化时要适当调节体外反搏治疗的压力。目前市场上体外反搏装置产品都有自动恒压功能，无须再手动调节。

6. 在体外反搏治疗过程中，一般采用反搏与心率同步的1:1反搏模式，但如果患者心功能差或心率过快，可将反搏模式调至1:2，即每间隔1次心跳，反搏1次。

7. 在体外反搏治疗过程中应密切观察囊套是否有松散，防止囊套在治疗过程中出现松脱、下滑等现象。为防止体外反搏过程中囊套松散或松脱，可在囊套外加用尼龙搭扣加固带固定。也有设备的大腿囊套各装有两个紧固扣，可搭在臀部囊套上固定，防止囊套下滑。如体外反搏治疗过程中发现囊套下滑或松散，应暂停治疗，重新包裹，以保证最佳的治疗效果。

8. 观察反搏波高低：D与S有峰值比和面积比两个参数值，在合理、安全的范围内，D与S的峰值比越高，治疗效果越好。随着体外反搏治疗次数的增加，反搏波的高度应逐渐增加。若观察到反搏波高度无增加（或下降），应暂停体外反搏治疗，及时查找原因，如气囊包扎位置、包扎松紧度、治疗压力大小、充排气时间等。必要时做彩色多普勒超声心动图检查，检查有无中度及中度以上的主动脉瓣关闭不全或右心衰竭等相关疾病。

9. 心率过快（>100次/min）者行体外反搏治疗时，应用药物控制心率<100次/min或采用1:2的反搏模式进行治疗。

10. 心率过慢（<50次/min）者进行体外反搏治疗时，因气囊充气时间过长，有些患者可能会出现胸闷、下肢胀痛等不适，可减少充气时间后再行体外反搏治疗。

11. 房颤患者进行体外反搏治疗时，心室率应控制在50～90次/min，不规则的充气可能会导致部分患者出现轻度焦虑，但不会影响治疗效果，注意加强心理疏导即可。

12. 偶发房性早搏、室性早搏的患者进行体外反搏治疗时，只需加强监护，严密观察心率和心律的变化情况，向患者解释疾病不会影响治疗效果，可正常进行体外反搏治疗；若出现频发房性或室性早搏时，应停止治疗，待用药控制后方可再进行体外反搏治疗。

13. 对完全性左束支传导阻滞（或T波负正、正负双向，T波倒置）的患者行体外反搏治疗时，应根据心电波形的不同来调整充气、排气时间。

14. 对安装起搏器的患者，气囊充气、排气过程中产生的躯体运动有可能导致频率应答起搏器在治疗过程中被触发而介导心动过速，此时应关闭频率应答功能。植入式心律转复除颤器的患者不需要重新程控。

15. 患者在进行体外反搏治疗时，医护人员不允许离开治疗室，并应随时注意观察患者的病情变化。如在体外反搏治疗过程中患者突发胸闷、心绞痛或恶性心律失常等情况，应立即停止体外反搏治疗并及时做出相应处理。

16. 严禁采用体外反搏仪机内触发模式（即演示模式）对患者进行体外反搏治疗，并告知患者在体外反搏治疗过程中如遇特殊情况，可自行按下治疗床上红色紧急按钮停止体外反搏治疗，并及时呼叫医务人员。

根据美国专家对体外反搏治疗患者数据的回顾性分析，体外反搏是一项安全、有效的心血管治疗和康复方法，体外反搏治疗过程中不必强制医师到床边看护患者，医师甚至可以采用远程监控的方式为体外反搏治疗患者提供咨询意见。但对于体外反搏治疗患者而言，为确保其安全，从事体外反搏操作的技师或护士必须加强体外反搏治疗过程中的巡查，以及时发现问题并处理。

（七）结束体外反搏治疗

体外反搏治疗完成后取下指脉探头、心电电极及电极片，擦净患者胸部残留的导电胶（或超声耦合剂），依次松开臀部、大腿、小腿的囊套，按顺序关闭体外反搏仪的相关按键，并关闭主机和泵总开关。待患者稍作休息后扶其下床，并嘱患者在体外反搏中心休息区休息10min后方可离开。

三、操作上普遍存在的问题及处理策略

体外反搏既能通过增加缺血部位的供血、改善血管内皮的功能、建立侧支循环给患者带来益处，也有可能因操作不规范而引起心律失常、心脏负荷加重、皮肤破损等副作用。因此，体外反搏治疗的益处与副作用相抵消后的净效益是决定治疗疗效的主要依据。在病例选择、机器设计及产品质量均符合要求的条件下，净效益的大小是由操作人员是否严格遵守操作规程来决定的。

只有严格遵守操作规程，才能取得最佳的治疗效果、保证科研的准确性、降低设备故障的发生率并延长设备的使用寿命。

操作上普遍存在的问题和处理策略如下：

1. 长期治疗压力恒定、盲目追求高治疗压力或按患者要求不断增加治疗压力：体外反搏治疗过程中，应以在保证最佳反搏波时应用

最小的治疗压力（不能低于0.03MPa）为原则，而不是一味地调高压力或一直保持治疗压力不变。如压力过高，患者有可能出现双下肢疼痛、行走困难、尿失禁等情况。

2. 长期应用低压力进行体外反搏治疗：若治疗压力长期低于0.025MPa，只能使双下肢静脉充分受压而动脉受压不足，致使静脉回心血量增加，对于心功能下降的患者来说，有可能增加其心脏负荷并引起心力衰竭。

3. 气囊包扎过松或气囊内垫物太厚：包扎气囊时应稍紧勿松、紧贴皮肤，下肢应穿棉质紧身裤，避免裤子或海绵垫过厚而影响治疗效果。

4. 电极片粘贴过松、电极片重复使用、未涂导电糊（或超声耦合剂）、未清洁皮肤：以上几种情况均可对心电图产生干扰，造成误触发或漏触发，影响体外反搏治疗的效果，甚至引起患者的不适，故应严格按照操作规程进行操作。

5. 气囊、输气管道、电磁阀损坏：如出现此种情况，应立即更换相应配件，避免仪器进一步损坏而影响治疗效果。

6. 儿童在应用体外反搏治疗时选用了成年人的治疗模式：在进行体外反搏治疗时，要正确选用治疗模式。儿童专用体外反搏仪，机器会自动默认为儿童治疗模式；成年人专用体外反搏仪，机器会自动默认为成年人治疗模式，故在体外反搏治疗前应选择机型及治疗模式。成年人治疗模式可用于成年人或年龄＞12岁、身高＞150cm的儿童。

7. 囊套包扎松散却仍继续进行体外反搏治疗：体外反搏治疗过程中，如因患者位置偏上、衣服偏滑或偏松等因素造成大腿或小腿囊套下滑、变松或挤压部位偏移，均会严重影响治疗效果，也有可能加重心脏负荷，故在体外反搏治疗过程中，操作人员应定时巡视，及时发现问题并处理，以保证患者得到最佳的治疗效果。

8. 把假反搏波当成真反搏波：在进行体外反搏治疗时，操作人员一定要懂得辨认真、假反搏波。在压力≤0.045MPa时，真反搏波的波幅会随压力的升高而升高。在调整充气时间时，真反搏波也能随之左右同向移动，而假反搏波则无此变化。在找反搏波时，一定要先找到收缩波。在反搏前收缩波会出现在T波顶点位置，但在反搏过程中收缩波会出现在T波尾部附近，此相对位置是可受调节的，在收缩波右边的波形即为真反搏波。

9. 充气时间提前：应将充气时间相应地向右调节。

10. 用机内触发模式进行治疗：机内触发模式使用的是固定心率，心率为60次/min，而不是患者自身的心率，其产生的充气、排气时间与心脏搏动不同步会造成心脏收缩期受压，心脏负荷加重，给患者造成伤害。故切记严禁使用机内触发模式为患者进行治疗。

第二节　体外反搏操作中的心理护理

对于患者不同的心理状态，应因人而异进行不同的心理护理，以调动患者的主观能动性、增强患者治疗疾病的信心，使体外反搏治疗得以顺利进行。

一、初次进行体外反搏治疗的患者

初次接受体外反搏治疗的患者看到体外反搏治疗时的振动状态，

大多存在不同程度的紧张、恐惧心理，如担心体外反搏治疗时的振动对心脏不利、害怕气囊挤压引起肢体疼痛或担心机械故障和操作不当等原因对身体造成伤害等，从而不敢接受治疗。对于此型患者，在体外反搏治疗前应充分做好解释工作，为患者简单地讲解体外反搏的治疗原理及机制，说明体外反搏是一种安全的物理疗法，适用于男女老少，并向患者介绍体外反搏治疗成功的案例，以消除患者的紧张、恐惧心理。

二、盲目乐观型患者

当得知其他患者经体外反搏治疗获得良好疗效，或从报纸、杂志上了解到体外反搏作用后，积极、主动地要求进行体外反搏治疗，同时相信自己经体外反搏治疗后也能获得良好疗效的这类人群，被统称为盲目乐观型患者。此型患者一般均能积极配合，坚持治疗，当取得治疗效果后会在其他患者中进行积极的宣传。但有一部分患者，由于病情、病程等多种因素影响，其体外反搏治疗效果并不明显，或者不适应体外反搏治疗时，即由"盲目乐观"转为"忧虑"。对于此型患者，需耐心解释，并建议患者选择或配合其他治疗方式。

必须充分告知患者，体外反搏和运动等康复方法一样，须长期坚持才可以达到很好的疗效，不可能通过1次或1个疗程的体外反搏治疗就能根治疾病。

三、求治心切型患者

此型患者（如顽固性心绞痛患者）大多长期受疾病折磨，而经其他综合治疗效果不佳，表现出求治心切、希望迅速见效的心态。若在治疗一段时间后尚未显示疗效或起效较慢时，易出现消极、悲观的心理，甚至想放弃治疗。对于此型患者，应帮助其克服急于求成的心理，使其能正确对待自身疾病，积极配合，坚持体外反搏治疗。

四、悲观依赖型患者

此型患者（如心脑血管疾病患者）经多种治疗效果不理想后，对治疗失去信心，因此悲观等待，一切依赖他人，对体外反搏治疗也无信心，不抱有希望。对于此型患者，医护人员应持高度同情与理解的态度，多接触、多交谈、多关心、多照顾，让他们逐步树立治疗的信心，调动其自身积极性来对抗疾病。

五、孤独疑虑型患者

此型多为老年患者，因失去日常交往而性情固执，不易听从劝导，甚至拒绝治疗。对于此型患者，应主动、热情接待，耐心劝导，使其消除疑虑、恢复正常心态、积极主动接受治疗。

六、反搏依赖型患者

此型患者（如心力衰竭患者）经多种治疗效果不理想后，经体外反搏治疗取得显著效果，生活质量因此大大提高，但几天不做体外反搏治疗即表现得无精打采。对于此类患者应加强心理疏导，并从体外反搏原理上为其进行分析，嘱其在体外反搏治疗后加强锻炼、制定好体外反搏治疗计划，使患者逐渐脱离对体外反搏的依赖。

第八章

正确理解和解读体外反搏临床指南与专家共识

医学领域的临床指南和专家共识是由医学专家制定的指导性文献，其就某一特定临床问题提出指导性建议，旨在向医务工作者和患者推荐最优诊治方案，从而减少不恰当的临床决策、降低医疗成本、提高医疗质量和安全性。临床指南是通过系统综述生成的证据及对各种备选干预方式进行利弊评价之后提出的最优指导意见；专家共识常常由权威学术组织牵头，组建特定领域的资深专家团队，针对某一特定临床问题进行讨论，达成共识，给出指导性建议，其质量和影响力次于指南；临床指南和专家共识的撰写均以循证证据为基础，专家共识更强调专家经验在共识制定过程中发挥的作用，其就某一特定临床问题往往能给出更个体化、更细致的指导。

基于循证医学证据，自2002年美国心脏病学会/美国心脏协会首次将体外反搏纳入慢性稳定型心绞痛临床治疗指南以来，目前全球范围内已有十几部指南和专家共识在心脑血管病及其他缺血性疾病治疗中推荐了体外反搏治疗。体外反搏相关指南和专家共识的发表为多种疾病提供了有效的治疗方法，对体外反搏规范应用起到了重要的指导作用，同时也极大地促进了体外反搏技术的推广。为更好地理解和利用指南、共识，本章节对指南、共识中的热点问题进行解读，分析指南、共识的价值、不足之处及尚待解决的问题，章末附上相关指南、共识的汇总表（表2），以供读者了解其中的内容、特点和临床价值。

第一节 指南、共识中热点问题解读

40多年来，体外反搏技术不断改进和发展，临床应用循证证据不断积累，体外反搏指南和专家共识也随之不断更新和完善。由于各指南、共识撰写的时间、背景和目的不同，具体内容上各有侧重，相互补充，但也有不一致之处。其中焦点和热点问题解读如下。

一、关于冠心病的推荐

国内外经典随机对照试验（randomized controlled trial，RCT）研究显示，对于各种类型的冠心病患者，体外反搏治疗均可带来不等程度的临床获益。因此，各指南、共识均推荐将体外反搏用于冠心病的治疗，尤其是冠心病心绞痛。2012年，美国心脏病学会基金会等推荐将体外反搏用于缓解稳定型缺血性心脏病患者的难治性心绞痛症状（推荐级别为Class Ⅱb；证据水平为B）；2013年，欧洲心脏病学会发布的《2013 ESC 稳定性冠状动脉疾病管理指南》，尤其推荐将体外反搏用于对最佳的药物治疗和血运重建无效的难治性心绞痛的患者（推荐级别为Class Ⅱa；证据水平为B）；但欧美指南也客观地指出，现有的循证数据大部分来自无对照研究，为了更好地确定体外反搏在冠心病中的作用，还需要更多的RCT数据支持。

2019年《老年人体外反搏临床应用中国专家共识（2019）》将冠心病细分为心绞痛、心肌梗死后、冠脉支架置入术后、冠脉旁路移植术后、非阻塞性冠心病这5种具体的临床类型。实际上，后4种临床类型（心肌梗死后、冠脉支架置入术后、冠脉旁路移植术后、非阻塞性冠心病）与心绞痛有所交叉，但是为了给临床医师更明确的指导，共识中将这4种类型也一一列出，便于强调。

非阻塞性冠心病通常是由冠脉微循环障碍所致，在心绞痛患者中普遍存在，但缺乏有效的治疗手段。相对于传统的心外膜冠脉血运重建，冠脉微循环血运重建对于改善心绞痛患者的症状和预后同样重要。体外反搏具有多靶点、多通路作用的优势，能够改善血管内皮功能、促进冠脉侧支循环形成和毛细血管床开放，为冠脉微循环血运重建开辟了新的路径。临床实践证明体外反搏对该种类型冠心病有明确的疗效并且有较多的循证医学证据支持。因此，《老年人体外反搏临床应用中国专家共识（2019）》特别强调体外反搏治疗在这一类型心绞痛患者中的应用。2020年，欧洲心脏病学会《ESC 缺血伴非阻塞性冠状动脉疾病专家共识》中也推荐将体外反搏作为非阻塞性冠脉疾病微血管心绞痛患者药物治疗之外的物理治疗手段。

二、关于心力衰竭的推荐

国外指南未推荐将体外反搏用于心力衰竭的治疗。基于PEECH研究结果，我国体外反搏专家共识推荐NYHA心功能分级Ⅱ级、Ⅲ级的慢性稳定性心力衰竭患者接受标准疗程的体外反搏治疗，并且将心力衰竭原因限定为缺血性，其他原因（如扩张型心肌病、病毒性心肌炎、应激性心肌病等）导致的心力衰竭因缺乏循证医学证据支持，未予推荐。由于体外反搏治疗在挤压下肢动脉的同时也挤压静脉，导致回心血量增加，心脏前负荷增加，因此不建议急性心力衰竭和NYHA心功能分级Ⅳ级的慢性心力衰竭患者进行体外反搏治疗。基于PEECH研究结果，2021年《老年人慢性心力衰竭诊治中国专家共识

（2021）》在器械治疗部分，也给予了一致推荐。

三、未推荐将体外反搏用于治疗急性心肌梗死和心源性休克

虽然美国FDA批准体外反搏治疗的适应证还包括急性心肌梗死和心源性休克，但国内外指南、共识均未明确推荐将体外反搏用于这两种情况，主要是考虑到这两种疾病的病情危重、紧急，且目前临床上具备急诊PCI、急诊溶栓、主动脉内球囊反搏、左心室辅助装置其至体外膜肺氧合等更加有效的治疗方法。实践中，关于急性心肌梗死体外反搏的应用存在较多争议：多项循证医学证据显示，急性心肌梗死患者病情稳定后行体外反搏治疗对改善疾病预后有积极作用。业界对起始治疗的最佳时间窗存在分歧，目前大部分专家认为心肌梗死后血流动力学平稳、无重度心力衰竭及其他体外反搏禁忌证者即可尽早接受体外反搏治疗。实际上，对于急性心肌梗死，在最初的黄金抢救期应首先考虑PCI或者溶栓，以实现迅速有效的血运重建，之后是否应用体外反搏治疗应结合具体的临床情况进行具体的分析。

尽管早期的临床研究证实体外反搏对急性心肌梗死、心源性休克等治疗有益，但鉴于急性心肌梗死患者临床情况复杂多样，是否进行体外反搏治疗不仅要考虑发病时间，还要根据是否存在ST段抬高、是否成功完成血运重建、是否有重度心力衰竭及其他并发症和合并症、血流动力学是否稳定等具体情况做出个体化处理。期待未来有更多的科学研究为临床决策提供更多的临床数据。

四、关于缺血性脑血管病的推荐

基于相关循证证据，2013年美国心脏协会/美国卒中协会《AHA/ASA 急性缺血性脑卒中患者早期管理指南》肯定了体外反搏在急性缺血性脑卒中中作为增加脑血流灌注的手段的有效性，并且推荐将体外反搏作为急性脑卒中增加脑血流的治疗手段（推荐级别为Class Ⅱ b；证据水平为B）。关于急性缺血性脑卒中患者的治疗时机，2019年《老年人体外反搏临床应用中国专家共识（2019）》强调"血压平稳、病情稳定后尽早启动体外反搏治疗"，即患者生命体征稳定、意识清楚、血压在90/60mmHg～180/100mmHg，不存在严重脑水肿、颅内压升高、出血性转化、癫痫等并发症时，建议尽早接受标准疗程的体外反搏治疗。

缺血性脑卒中亚急性期、慢性期，短暂性脑缺血发作和慢性脑缺血等疾病中体外反搏治疗的循证医学证据尚不充分，但国内很多体外反搏中心已尝试应用体外反搏治疗这些疾病并取得可观效果，且体外反搏具有确凿的改善脑血流、促使缺血脑组织侧支循环建立等作用。2013年美国心脏协会/美国卒中协会又明确指出体外反搏可作为增加脑血流的治疗手段，因此2019年《老年人体外反搏临床应用中国专家共识（2019）》建议上述疾病可尝试接受标准疗程的体外反搏治疗。

五、关于其他疾病的推荐

2019年《老年人体外反搏临床应用中国专家共识（2019）》扩大了既往指南、共识中体外反搏的适应证，对心脑血管病之外的其他缺血性疾病也给出了推荐意见。比如，帕金森病和阿尔茨海默病。虽然相关研究尚不充分，但由于神经变性疾病尚无有效的治愈药物，而国内有多项研究证实了体外反搏用于神经变性疾病的疗效，且体外反搏安全、无创，因此共识推荐该类疾病患者可尝试接受体外反搏治疗，一方面为改善症状、延缓疾病进展带来一线希望，另一方面也可促进体外反搏的临床研究，以积累更多循证医学证据。

睡眠障碍、男性勃起功能障碍及焦虑、抑郁在老年人中的发生率高，严重影响其生活质量，且无有效治疗办法，尤其在患有多种慢性病的老年人中。体外反搏专门针对这些疾病的研究较少，多数循证医学证据来自冠心病合并上述疾病的患者。因而共识按照现有的临床试验证据，建议在缺血性疾病合并上述疾病时或者在常规治疗效果不佳时尝试体外反搏治疗。

严重的下肢动脉阻塞性病变曾被认为是体外反搏治疗的禁忌证，然而随着经验的积累，临床医师发现该类患者多数可以耐受体外反搏治疗并从中获益。但治疗时需要注意以下几点：①设定较小的压力；②从短时间开始，循序渐进；③加强监测和随访。国外曾有体外反搏治疗导致左股浅动脉内自膨胀镍钛合金支架被压碎的病例报道，因此共识建议严禁气囊包裹支架置入部位。

六、体外反搏治疗中对血压的要求

鉴于体外反搏治疗对血流动力学和血压的影响，治疗前要求常规监测血压。若患者血压＞180/110mmHg，则须暂停本次治疗。这类患者首先需要接受降压治疗，并按照《中国老年高血压管理指南2019》的要求，将血压控制在150/90mmHg以下方可行体外反搏治疗；已接受多次体外反搏治疗的高血压患者，某次治疗前血压偏高（150/90mmHg～180/110mmHg），为保持治疗的延续性和患者的依从性，可在综合评估高血压的相关风险后，在密切监测下进行体外反搏治疗；约70%的缺血性脑卒中患者在急性期会出现血压升高，血压的升高可视为改善缺血脑组织灌注的一种保护性反应，故对该类患者的血压要求可适当放宽，但同时应警惕脑出血等并发症的出现。结合临床试验证据，2019年《老年人体外反搏临床应用中国专家共识（2019）》指出急性缺血性脑卒中患者接受体外反搏治疗时，血压应控制在180/100mmHg以下，并需密切监护。

七、体外反搏治疗中对心率和心律的要求

心动过速时，心脏舒张期明显缩短，导致下肢气囊充气、血液逆行及心、脑等脏器灌注过程不能充分完成，一方面影响体外反搏疗效，另一方面会增加患者的不适。因此，共识中建议将窦性心率控制到100次/min以下。房颤患者因气囊充气、排气无固定节奏，心室率过快而导致患者生理和心理两个方面的不适进一步增加。但IEPR-Ⅱ注册研究证实，体外反搏治疗完成率、硝酸甘油停用率及心绞痛减轻至少一个级别的改善率，房颤组与非房颤组相比均无显著差别，说明房颤患者也能安全地进行体外反搏治疗并从中获益。2004年，美国FDA在回顾IEPR-Ⅱ注册研究的临床资料后修改了在心律失常患者中使用体外反搏的建议，提出心室率控制在50~90次/min的房颤患者大多数能耐受体外反搏治疗。体外反搏治疗不规则充气、排气可能会导致部分患者轻度焦虑，但不会影响治疗效果。因此，2019年《老年人体外反搏临床应用中国专家共识（2019）》对房颤患者的心室率要求更加严格，建议在50~90次/min。

八、体外反搏与运动相结合，在心脏康复的不同时期发挥不同作用

体外反搏是心脏康复的重要辅助手段，目前在国内外心脏康复中心有广泛的应用。体外反搏在不增加心率、血压和对心脏负荷无明显影响的情况下，可以增加心输出量，改善心脏供血，改善微循环，具有被动的有氧运动的生物学效应；体外反搏与主动的运动康复相辅相成，在心脏康复中发挥重要作用。2014年《心血管疾病康复处方——增强型体外反搏应用国际专家共识》，对体外反搏在心脏康复各时期中的具体应用进行了详细陈述，强调了体外反搏在心脏康复中的作用，并建议把体外反搏纳入心脏康复整体处方。该共识对体外反搏成为心脏康复核心技术起到积极的推动作用。

依据《心血管疾病康复处方——增强型体外反搏应用国际专家共识》及心脏康复中心专家的经验，建议体外反搏与运动康复深度融合。

1. 院内康复（Ⅰ期康复）：①对有适应证、无禁忌证的冠心病患者开始行体外反搏治疗；②对稳定的缺血性心脏病导致的心力衰竭患者可尝试给予30min的体外反搏治疗2~3次，如能耐受，则可给予标准疗程的体外反搏治疗；③对运动康复高危患者可先行体外反搏治疗，待危险等级下降或运动耐量增加后再行运动训练；④对某些存在运动禁忌的患者可先予体外反搏治疗，待情况好转后再开始运动训练；⑤对合并运动障碍和严重骨关节疾病的患者，体外反搏可作为运动训练的替代方式。

2. 院外早期康复（Ⅱ期康复）：①每周进行3~5次时长1h的体外反搏治疗和个体化运动训练；②低危、有运动能力的患者，其运动训练与体外反搏疗法同步进行；③中危、运动能力较差的患者，其在

体外反搏治疗14天体力、精力增加后，可以在监护下进行运动训练，直至完成35～36h的锻炼；④高危患者在体外反搏治疗后、运动耐量有所改善时再开始运动训练。

3. 院外长期康复（Ⅲ期康复）：①低中危患者，进行中等强度以上的有氧运动训练及抗阻训练，必要时可再次接受体外反搏治疗，连续治疗15～20天，每天1h，保证心脏功能在日常生活中处于较佳状态；②高危患者，1周接受1～2次体外反搏治疗。

第二节 指南、共识的价值、不足之处及尚待解决的问题

体外反搏相关指南和共识的价值在于帮助临床医师对临床问题做出恰当处理，选择适宜的干预手段，同时对体外反搏技术更加深入的基础和临床研究起到引领和推动作用。不足之处是体外反搏在临床实践指南中还未实现最高级别的推荐，除冠心病心绞痛、脑卒中外，体外反搏在其他疾病中的应用尚未被指南推荐；专家共识中体外反搏在最优治疗方案制定、特殊临床情况处理、指标监测及疗效评估等方面仍有不能明确的问题。

临床实践指南给出的关于某项医学技术的应用建议往往是原则性的，而专家共识的建议往往更具体、更实用。建议的形成以循证医学为基础，以专家团队的意见和共识做补充。在循证医学证据缺乏的情况下，如何结合多领域专家的临床经验给出合理的建议是共识创作中遇到的最大挑战。以体外反搏治疗的适应证为例，欧美指南的建议仅

限于稳定性冠心病心绞痛和急性缺血性脑卒中；而在国内，体外反搏装置作为我国自主研发的医疗设备在国内应用已有近半个世纪，除心绞痛、缺血性脑卒中外，在其他缺血性疾病中的应用也积累了丰富的临床经验和临床试验证据。因此，2019年《老年人体外反搏临床应用中国专家共识（2019）》扩大了体外反搏治疗的适应证，具体如下：

"心血管疾病：①冠心病，如心绞痛、心肌梗死后、冠脉支架置入术后、冠脉旁路移植术后、非阻塞性冠心病；②慢性稳定型心力衰竭（缺血性，NYHA心功能分级Ⅱ级、Ⅲ级）；

"神经系统疾病：①缺血性脑卒中；②短暂性脑缺血发作；③帕金森病；④阿尔茨海默病；⑤睡眠障碍；

"其他老年性疾病：①缺血性疾病合并2型糖尿病；②经生活方式调整和药物治疗后血糖仍控制不佳的2型糖尿病；③糖尿病视网膜病变和糖尿病肾病；④视网膜中央动脉栓塞、缺血性视神经病变和缺血性视神经萎缩等眼部缺血性疾病；⑤突发性耳聋；⑥冠心病合并勃起功能障碍；⑦经传统治疗后效果不佳的勃起功能障碍；⑧缺血性疾病合并焦虑症或抑郁症。"

除心绞痛、心力衰竭和脑卒中外，共识中涉及的其他疾病均存在临床研究数量不多、随机对照研究缺乏、文献年代久远或研究质量不高等问题，而临床应用中体外反搏对上述疾病确实有可观的疗效。如果单纯因为循证医学证据欠充分而不予推荐，那么一方面患者会失去一种安全、有效、简便的治疗手段，另一方面体外反搏的临床应用会被大大限制而失去了造福患者的机会。如果单纯借鉴专家的临床经验而忽视循证医学证据，共识必然会损失其科学性和严谨性。为了尽可能恰当地解决上述问题，共识中每一项适应证和禁忌证的纳入都在检索、归纳大量文献和广泛征求专家意见的基础上进行，以期为临床医师提供一份尽可能严谨、科学、实用和具有开拓意义、有价值的指导性文献，同时也启发临床医师未来在多领域追求更加有信服力的科学论证。

从体外反搏的作用机制和疾病的病理生理学角度推测，某些疾病理论上应该能够获益，并且临床实践中也确有疗效，但是没有检索到相关的临床研究，或者临床研究质量太差，这种情况并不少见。例如，缺血以外原因如扩张型心肌病、肥厚型心肌病、应激性心肌病或病毒性心肌炎等引起的心力衰竭，高血压、高脂血症等冠心病危险因素，原发性低血压伴头晕，血管性痴呆，糖尿病足，糖尿病神经病变等。因为缺乏循证医学证据，上述疾病未被纳入体外反搏治疗的适应证，这意味着还需要更多的经验积累和高质量临床研究数据的支持。

在禁忌证和风险把控方面，尽管体外反搏是安全、无创的，但为确保体外反搏治疗的安全性，禁忌证的制定是必要的。因为老年人的脆弱性，2019年《老年人体外反搏临床应用中国专家共识（2019）》较以往共识中关于禁忌证的制定更为严格。如规定了更严格的心脏瓣膜结构，具体描述为"中重度心脏瓣膜病变，尤其主动脉瓣关闭不全和（或）狭窄"；增加了"脑动脉瘤"。另外，老年缺血性疾病患者常常合并多种其他疾病、老年综合征及其他特殊临床情况，病情表现复杂多样，同时由于体外反搏治疗对全身具有系统性影响，因而除了禁忌证，共识对合并疾病的风险把控力求给出具体建议。但是，一些疾病理论上可能会受到体外反搏治疗的影响而存在一定风险，但未见相关不良事件的报道，对这些疾病应该如何把握尺度、评估风险，还需要更多的经验积累和科学验证。例如，恶性肿瘤切除术后多久接受体外反搏治疗可以避免潜在肿瘤病灶扩散的风险；肝脏多发血管瘤的负荷在什么水平之下可以比较安全地接受治疗；已经确诊的主动脉脑瘤和动脉瘤是体外反搏治疗的禁忌证，但鉴于该类疾病的发生率低而筛查的费用高，是否应该作为体外反搏治疗前的常规检查等。患者的临床情况千变万化，很难对所有情况制定一成不变的规则，共识专家组一致认为，临床医师应该把患者安全放在首位，结合实际情况进行个体化分析，评估获益与风险后决定治疗方案，对不确定的情况进行治疗时应加强监测，循序渐进。

应该说，共识存在不足的根本原因在于基础研究和临床研究尚不够深入，循证证据欠缺，实践不足，临床经验有待更好地总结；体外反搏在缺血性疾病中的应用前景广阔，已成为心脏康复核心技术之一，值得临床医师更深入的探索。目前体外反搏在指南、共识中的推荐级别有待提高，而循证研究是促进体外反搏在指南、共识中推荐级别提升的关键因素。目前体外反搏技术和临床应用日益深入，使高水平循证研究成为可能，而获取到的更大规模和更加严谨、规范的循证医学证据，将推动疾病诊治指南中体外反搏治疗的推荐级别进一步提高，相信未来高质量的中国体外反搏临床数据和研究结果将被公布，指南、共识也将更加完善，并具有更大的临床参考价值。

附表：

表2 体外反搏临床指南和专家共识汇总表

发表时间	指南/共识名称	发表杂志	发布组织	核心内容	主要特点	临床价值
2003年	《ACC/AHA 2002慢性稳定型心绞痛患者管理指南》	Circulation	美国心脏病学会（ACC）/美国心脏协会（AHA）	介绍体外反搏作为一种非药物治疗技术用于慢性稳定型心绞痛患者的治疗。在EECP研究和IEPR注册研究中，对体外反搏用于慢性稳定型心绞痛的安全性和有效性进行评估。结果显示，体外反搏具有良好的耐受性和有效性，能够改善患者的心绞痛症状。同时指南提及，在体外反搏最终被推荐之前，还需要更多的临床试验数据支持。（推荐级别为Class IIb；证据水平为B）	总结了体外反搏作为慢性稳定型心绞痛非药物治疗手段的疗效及安全性的高质量证据	首次在疾病诊治指南中介绍体外反搏，为将体外反搏应用于慢性稳定型心绞痛的治疗奠定了基础
2006年	《稳定型心绞痛治疗指南》	European Heart Journal	欧洲心脏病学会（ESC）	顽固性心绞痛部分指出，体外反搏是一种有循证医学研究的非药物治疗技术。研究结果显示，在4~7周期内进行35h体外反搏治疗，患者耐受性好，75%~80%的患者的心绞痛症状得到改善	总结了体外反搏治疗顽固性心绞痛的疗效，指出通过35h体外反搏治疗能改善心绞痛患者的症状	给出了将体外反搏用于治疗慢性难治性心绞痛、顽固性心绞痛的新方法

续表

发表时间	指南/共识名称	发表杂志	发布组织	核心内容	主要特点	临床价值
2012年	《2012 ACCF/AHA/ACP/AATS/PCNA/SCAI/STS 稳定型缺血性心脏病患者诊断和管理指南》	Circulation	美国心脏病学会基金会（ACCF）/美国心脏协会实践指南工作组、美国内科医师学会（ACP）、美国胸外科协会（AATS）、心血管预防护士协会（PCNA）、心血管造影和干预学会（SCAI）、胸外科医师协会（STS）	介绍体外反搏的工作原理（血流动力学效应）、作用机制（保护血管内皮功能、促进侧支循环建立等），一般疗程（每周5天、每次1h，共35h）和禁忌证（失代偿性心力衰竭、严重的主动脉反流、严重的外周动脉栓塞和严重的禁忌证）。详细介绍MUST-EECP研究、一项观察性研究的荟萃分析及国际体外反搏患者登记注册中心报告及体外反搏的疗效和不良反应。同时指出，现有的数据大部分来自无对照研究，表明体外反搏对其他治疗无效的心绞痛患者有好处。为了更好地确定这种治疗策略在稳定型缺血性心脏患者中的作用，还需要更多的RCT数据支持。（推荐级别为Class Ⅱb；证据水平为B）	详细介绍体外反搏的工作原理、作用机制、疗程、禁忌证、循证证据，推荐将体外反搏用于缓解稳定型缺血性心脏病患者的难治性心绞痛症状	明确推荐将体外反搏用于治疗稳定型缺血性心脏病患者的难治性心绞痛

续表

发表时间	指南/共识名称	发表杂志	发布组织	核心内容	主要特点	临床价值
2013年	《AHA/ASA急性缺血性脑卒中患者早期管理指南》	*Stroke*	美国心脏协会/美国卒中协会（ASA）	介绍体外反搏的工作原理，研究证实体外反搏引起舒张期颈动脉和大脑中动脉血流增加；在脑卒中发作后的前2个月进行的体外亚急性体外反搏小型试验结果显示，体外反搏具有有效性。基于这些发现，在静脉纤溶或血管内治疗时间窗之外的急性缺血性脑卒中患者中，正在进行一项随机的剂量范围确定试验。推荐将体外反搏作为急性缺血性脑卒中患者的治疗手段。（推荐级别为Class Ⅱb；证据水平为B）	明确了体外反搏在急性缺血性脑卒中中作为增加脑血流灌注手段的有效性，但指南也提出应加强体外反搏应用于急性缺血性脑卒中患者早期管理中患者早期管理并对疗效及原理加以证实和研究	通过总结相关研究，鼓励将体外反搏应用于急性缺血性脑卒中患者的早期管理并进行深入研究，为体外反搏在急性缺血性脑卒中患者中的早期应用奠定了基础

续表

发表时间	指南/共识名称	发表杂志	发布组织	核心内容	主要特点	临床价值
2013年	《2013 ESC 稳定性冠状动脉病管理指南》	European Heart Journal	欧洲心脏病学会稳定性冠状动脉疾病管理工作组	研究表明，体外反搏能够改善心绞痛症状和提高患者生活质量，尽管仍缺乏体外反搏降低缺血负荷和死亡率的确证证据。对最佳的药物治疗和血运重建无效的难治性心绞痛患者，建议应用体外反搏缓解心绞痛症状。（推荐级别为Class Ⅱa；证据水平为B）	明确了体外反搏能够改善心绞痛症状和提高患者生活质量，推荐将其作为难治性心绞痛患者的非药物治疗方案	明确将体外反搏作为难治性心绞痛患者的非药物治疗方案，提升了既往指南中体外反搏在稳定性冠心病治疗中的推荐级别

续表

发表时间	指南/共识名称	发表杂志	发布组织	核心内容	主要特点	临床价值
2020年	《ESC缺血伴非阻塞性冠状动脉疾病专家共识》	European Heart Journal	欧洲经皮心血管介入协会（EAPCI）、欧洲心脏病学会	对于因冠脉血流储备异常和（或）微循环阻力高（提示微血管重构）而被诊断为微血管心绞痛的患者，应考虑初始使用β受体阻滞剂，然后使用钙通道阻滞剂。当症状持续时，可考虑使用尼可地尔、雷诺嗪和体外反搏。对于因微血管痉挛而被诊断为微血管心绞痛的患者，应考虑最初使用钙通道阻滞剂进行治疗，随后可考虑使用雷诺嗪和体外反搏	推荐将体外反搏作为非阻塞性冠脉疾病微血管心绞痛患者除药物治疗之外的物理治疗方式	指南肯定了体外反搏对于冠脉微循环障碍的治疗作用，为体外反搏在缺血伴非阻塞性冠脉疾病患者中的应用和推广奠定了基础

续表

发表时间	指南/共识名称	发表杂志	发布组织	核心内容	主要特点	临床价值
2012年	《中国体外反搏临床应用专家共识》	《中国心血管病研究》	中国体外反搏临床应用专家共识起草专家委员会	体外反搏的概念与工作原理；体外反搏的血流动力学效应：与主动脉内球囊反搏的比较；体外反搏作用的新靶点和新机制；体外反搏在冠心病、心绞痛治疗中的应用；体外反搏治疗中常见的临床问题与处理策略	详细介绍了体外反搏的技术原理、作用机制；临床应用的循证医学证据、适应证和禁忌证及总结了系统见问题的处理，重点介绍了体外反搏在冠心病中的应用	国内第一份体外反搏应用指导性文献，对体外反搏的原理、疗效、循证证据及操作中需注意的问题进行了系统的总结和建议，对体外反搏在临床中的推广和应用具有重要意义

续表

发表时间	指南/共识名称	发表杂志	发布组织	核心内容	主要特点	临床价值
2014年	《心血管疾病康复处方——增强型体外反搏应用国际专家共识》	《中华内科杂志》	国际体外反搏学会、中国康复医学会心血管病专业委员会、中国老年学学会心脑血管病专业委员会	体外反搏的工作原理；患者的选择；体外反搏治疗的推荐方案；监测与评价	进一步总结体外反搏技术的原理、作用机制，适应证和禁忌证等，强调体外反搏在心脏康复中的作用，建议把体外反搏纳入心脏康复整体处方	给出体外反搏在心脏康复中的应用建议，对体外反搏成为心脏康复中复核心技术起到积极的推动作用
2019年	《物理技术治疗冠心病的实践指南》	《生命科学仪器》	中国中医药信息学会抗衰老分会、欧美同学会医师协会血管分会	总结冠心病物理治疗的方法，并且明确了进行体外反搏治疗的科室的基本设置及资质要求、体外反搏治疗冠心病的基本步骤、体外反搏治疗冠心病的适应证和禁忌证、体外反搏与传统治疗方法的结合应用	为使用体外反搏等物理治疗技术治疗冠心病提供设备、资质要求、操作步骤、适应证和禁忌证等方面的指导	为使用体外反搏等物理理技术治疗冠心病提供指导和方向

续表

发表时间	指南/共识名称	发表杂志	发布组织	核心内容	主要特点	临床价值
2019年	《老年人体外反搏临床应用中国专家共识（2019）》	《中华老年医学杂志》	中华医学会老年医学分会心血管病学组、《中华老年医学杂志》编辑委员会、中国生物医学工程学会体外反搏分会老年学组	体外反搏的工作原理和作用机制；体外反搏在老年心血管疾病（冠心病、心力衰竭）、脑血管疾病、神经系统疾病和其他老年性疾病中的应用；体外反搏的适应证和禁忌证；体外反搏的安全评估、风险控制和操作相关注意事项；体外反搏的治疗方案、指标监测及疗效评价	全面总结体外反搏对老年缺血性疾病的综合改善作用，针对每种疾病均给出了具体的推荐意见；针对老年患者常见的特殊临床问题给出应对策略	扩大了体外反搏治疗的适应证；促进体外反搏的临床规范应用；具有较强的实用性和可操作性

续表

发表时间	指南/共识名称	发表杂志	发布组织	核心内容	主要特点	临床价值
2021年	《老年人慢性心力衰竭诊治中国专家共识（2021）》	《中华老年医学杂志》	中华医学会老年医学分会心血管病学组、《老年人慢性心力衰竭诊治中国专家共识（2021）》编写组	基于PEECH研究的结果，推荐将体外反搏用于缺血性心脏病导致的慢性心力衰竭（NYHA心功能分级Ⅱ级、Ⅲ级）患者的治疗中，以增强运动能力、改善心功能，提高生活质量	推荐将体外反搏作为老年人慢性心力衰竭的非药物治疗方法中的机械治疗手段	明确肯定了体外反搏对老年人慢性心力衰竭的疗效及临床价值；首次在老年人慢性心力衰竭的指南、共识中推荐体外反搏

续表

发表时间	指南/共识名称	发表杂志	发布组织	核心内容	主要特点	临床价值
2022年	《慢性冠状动脉综合征增强型体外反搏治疗中国专家共识》	《中国介入心脏病学杂志》	中国医师协会心血管内科医师分会、中国医院协会心脏康复管理专业委员会、上海市康复医学会体外反搏专业委员会	该共识总结了体外反搏的工作原理、治疗循证证据、规范化治疗建议、治疗参数调整建议，以及慢性冠脉综合征伴体外反搏分级诊疗建议、慢性冠脉综合征伴其他临床情况的治疗建议、体外反搏与运动康复联合治疗的建议、疗效评价及质量控制	总结慢性冠脉综合征患者进行体外反搏治疗的流程，治疗过程中参数的调整及注意事项，以及慢性冠脉综合征患者体外反搏分级诊疗转诊流程，并绘制了流程图	肯定体外反搏可作为慢性冠脉综合征临床治疗的合适临床治疗方法之一；增加了分级诊疗转诊流程

第九章

体外反搏的疗程、疗效、随访管理及基层应用

第一节 体外反搏疗效与疗程的关系

关于体外反搏疗程问题，目前国内大多数体外反搏中心均参照2012年《中国体外反搏临床应用专家共识》建议的标准疗程，即每次1h，每周5次，连续7周为1个标准疗程。2014年《心血管疾病康复处方——增强型体外反搏应用国际专家共识》对体外反搏疗程的推荐也是35h为1个疗程。2013年欧洲心脏病学会发布的《2013 ESC 稳定性冠状动脉疾病管理指南》将体外反搏纳入Ⅱa类推荐级别，并建议35h为1个标准疗程。由于该疗程周期较长，考虑到部分患者的依从性欠佳，有些体外反搏中心在标准疗程的基础上进行了适当调整。

近年来也有一系列关于不同疗程的体外反搏的临床研究成果发表。伍贵富教授团队推荐每天1次，每次45min，每周5次，共4周的改良疗程，认为改良疗程的体外反搏治疗对于冠心病患者心肺功能的改善与标准疗程的体外反搏治疗疗效相近。还有报道15天短疗程在治疗冠心病心绞痛方面与标准治疗方法相当。但各种疾病的疗程可能也存在一定的差别，以缺血性脑血管病为例，基于香港中文大学黄家星教授团队的一系列研究成果，2013年美国卒中协会以Ⅱb级的推荐级别将体外反搏作为增加脑血流灌注的治疗手段，建议疗程为10～35h，至少10h。其他疾病如皮质下缺血性血管性痴呆、2型糖尿病、糖尿病足、男性性功能障碍及焦虑、抑郁状态的体外反搏治疗疗程大多参考2012年《中国体外反搏临床应用专家共识》，具体有待于进一步的大规模临床研究观察和证明。

根据体外反搏的作用特点和机制，建议以改善心肌缺血、缓解心绞痛为目的的体外反搏治疗按照专家共识建议的每日1次，每次1h，连续35h执行，部分可以耐受的患者可以考虑每天给予1~2h的体外反搏治疗方案。对以心血管康复为目的的体外反搏，可采用至少每周给予3次，长期间断治疗的方案。

第二节　体外反搏的疗效判断

一、即时疗效

体外反搏疗效源于其对血流动力学的改善，即舒张期反搏压力增加引起主动脉根部压力增加，进而引起冠脉供血增加，对于改善心绞痛患者的胸闷、胸痛等症状和提高生活质量方面，具有立竿见影的作用。由于全身血流动力学的改善，各重要脏器供血也得到改善，如部分患者治疗过程中出现小便增多则属于肾血流改善的结果，因此很多患者治疗后即感到全身轻松。至于具体判断方法可参考心绞痛发作次数、硝酸甘油用量、心电图ST段改变等，亦可以参照CCS心绞痛分级及NYHA心功能分级。MUST-EECP研究试验开始于1995年，是第一个有关体外反搏治疗稳定型心绞痛的前瞻性、多中心、盲法、随机对照研究。该研究共纳入139例稳定型心绞痛患者，年龄为35~81岁。其中70%以上的患者接受过经皮冠脉介入术或冠脉旁路移植术，51%的患者曾患心肌梗死，70%的患者的CCS心绞痛分级处在Ⅱ级或Ⅲ级，65%的患者为冠脉多支病变。结果显示，真反搏组经体外反搏治疗后运动耐量显著增加，ST段下移1mm所需的时间延长（$P<0.001$），胸痛发

作次数及硝酸甘油用量均减少（$P<0.01$）。其结论为：体外反搏治疗冠心病是安全、有效的。

二、远期疗效

体外反搏的短期疗效在于迅速改善冠心病患者因缺血造成的胸闷、胸痛等症状，其长期疗效则不仅得益于器官、组织缺血状态的改善，也与血管内皮功能的改善密切相关。简言之，体外反搏的获益来自3个方面的作用：①增加心、脑等重要器官的供血；②改善微循环；③改善血管内皮功能，保护血管。MUST-EECP研究对治疗后12个月的患者进行复查发现，真反搏组的心绞痛发作情况仍明显改善，70%的患者心绞痛好转保持1年以上，这说明其具有长期疗效。匹兹堡大学于1998年1月成立了世界上第一个国际体外反搏患者登记注册中心，并邀请世界上所有能进行体外反搏治疗的临床中心自愿、无偿参与IEPR研究；入选标准是患者签署知情同意书并进行至少1h的体外反搏治疗以改善心绞痛症状；观察指标包括CCS心绞痛分级变化、心血管死亡率、心肌梗死或再梗死率、血管重建率等。Ⅰ期、Ⅱ期IEPR研究共计纳入约8 000例冠心病心绞痛患者，全球有100多个医学中心参加，目前已经登记病例逾万人。至2009年7月，已发表论文20余篇，论文摘要80余篇。其结果是在更广泛的冠心病患者中证实了1个疗程的体外反搏治疗（35h）能即时改善心绞痛症状及提高生活质量，并且这种获益在大部分患者中可持续6个月、1年、2年甚至3年。

近10余年，在中国生物医学工程学会体外反搏分会的支持和全国体外反搏工作者的积极推动下，体外反搏治疗与康复工作逐步走向规范化。全国各体外反搏中心应高度重视体外反搏患者的随访与管理，认真落实体外反搏病例在线填报，确保数据的真实性和可溯源性。

关于体外反搏患者随访与管理建议：①严格掌握体外反搏治疗的适应证并注意排除禁忌证；②向患者解释清楚体外反搏治疗的注意事项及可能遇到的问题；③向患者详细交代体外反搏治疗后的注意事项；④为配合患者的疾病治愈与康复，体外反搏治疗与药物等治疗需要同步进行，切不可认为体外反搏可以代替药物治疗；⑤建议患者每半年进行1个标准疗程的体外反搏治疗；⑥定期举办体外反搏相关患者健康教育，促进体外反搏临床应用；⑦积累体外反搏治疗的典型案例，并加以分析总结。

第四节　体外反搏在基层与社区健康中心的应用

随着社会经济的快速发展，人们生活水平的不断提高，慢性病的发病率也逐年上升。慢性病人群的健康管理需求在加大，大量的慢性病人群需在基层医疗机构加以管理。除了高血压、糖尿病这两种慢性病的管理，还有冠心病、慢性心力衰竭、脑卒中等疾病的管理，以及大量老年人群的管理。老年患者常存在"生理机能减退、血管衰老、衰弱、多病共患"等问题，近年来体外反搏在治疗老年疾病领域方面有较好的疗效。如何在现有医务人员紧缺的情况下打破传统简单药物、饮食指导、血压和血糖监测的健康管理手段，在基层寻找到对慢性心脑血管疾病患者和老年人群进行健康管理的有效路径，并积极开展体外反搏治疗与康复服务，已成为当下基层医疗卫生机构亟待解决的问题。

体外反搏因具有"简、便、验、廉"等特点，受到了群众的广泛认同。近年来心脏康复事业蓬勃发展，作为心脏康复综合管理的重要手段之一，体外反搏治疗可与中医外治技术相结合，也可与运动、心理、营养等心脏康复处方相融合，在心血管疾病人群防、治、康、养中发挥有利作用，适合包括基层的各级医疗卫生机构开展，也可在心脏康复中心、慢性病一体化门诊、老年医养中心、康养中心、保健中心等使用。基层体外反搏治疗项目符合低投入、高效益、低成本、广覆盖的要求，具有广阔的发展前景。

基层开展体外反搏获益较多的目标人群主要是患有冠心病（心绞痛、心肌梗死后、冠脉支架置入术后、冠脉旁路移植术后、非阻塞性冠心病）、高血压、慢性心力衰竭、陈旧性脑梗死、脑动脉供血不足、睡眠障碍等疾病的患者。尤其可作为对冠心病规范治疗策略的重要内容，与药物等治疗互为补充。基层和社区应该成为体外反搏发挥治疗和康复作用的主战场。各地应积极探索社区体外反搏实施方案与路径，形成社区、基层与上级医院的有效联动，让体外反搏治疗造福更多的慢性心脑血管疾病患者。

体外反搏在脑血管疾病中的应用与疗效评价

脑卒中是由脑组织供血障碍所导致的。以往的研究发现脑卒中后功能恢复不良及再发脑卒中与脑组织灌注不足有关，所以直接改善脑局部的血液供应对预防及治疗脑卒中具有重要的作用。目前，在药物治疗方面最有效的方法是在缺血性脑卒中发病后3h内，静脉使用组织型纤溶酶原激活物进行溶栓治疗，但该疗法的适应证和禁忌证都需要严格掌握，难以在临床广泛开展。体外反搏通过提高舒张压、适度降低收缩压和增加心输出量，从而增加心、脑、肾等重要脏器的血液供应；同时，体外反搏还可促进血管新生，通过建立完整的侧支循环来改善组织血液供应，因此成为改善脑组织缺血状态的重要的非药物干预手段。

因国内体外反搏在脑血管疾病领域的应用非常普遍，并积累了很多病例，因此，考虑到脑循环和脑血管疾病的特殊性，本教程专列一章进行讨论。

第一节 缺血性脑卒中的流行病学、机制及管理

脑卒中大致可以分为两大类，即缺血性脑卒中和出血性脑卒中。缺血性脑卒中占脑卒中患者总数的60%～80%，主要包括脑血栓形成和脑栓塞。前者由动脉狭窄，管腔内逐渐形成血栓并最终阻塞动脉所致，后者则是由血栓脱落或其他栓子进入血流中阻塞脑动脉所引起，如某些心脏病患者心脏内的栓子脱落便可引起脑栓塞。不论是脑血栓形成还是脑栓塞都可统称为脑梗死，均可导致局部脑组织血流供应减

少或者完全中断。

目前公认的由Virchow提出的3个条件是血栓形成的潜在机制：血管内皮细胞损伤，因血小板和凝血因子增多或纤维蛋白溶解系统活性降低而导致的血液凝固性增加，以及由动脉粥样硬化所导致的血流改变。在临床上对于缺血性脑血管病的治疗遵循整体化、个体化、程序化的原则。在欧洲及美国的缺血性脑卒中治疗的指南中，推荐发病3h内静脉使用t-PA溶栓，发病3h后应用t-PA则可能有益，但需严格掌握适应证及禁忌证；对于超过溶栓治疗时间窗的患者，主要用抗血小板药和（或）抗凝药物治疗以阻止血栓的进展，或使用对于斑块起到稳定作用的药物如他汀类和血管紧张素转换酶抑制剂。尽管很多临床研究已经证实了抗栓治疗和斑块稳定治疗的益处，但这些药物治疗主要用于脑卒中的再发预防。由于急性缺血性脑卒中的主要原因是脑组织局部缺少血流，因此，增加脑血流应作为治疗急性缺血性脑卒中的最重要目标。

第二节　体外反搏治疗缺血性脑血管病的临床应用

自20世纪80年代起国内即有体外反搏治疗缺血性脑血管病的文献发表，但是多数为非严格设计的非随机对照的临床试验和病例报告。表3列出了体外反搏在中国治疗缺血性脑血管病的疗效研究。其中，马璐璐等评估了体外反搏治疗椎基底动脉短暂性脑缺血发作的疗效，其中50例患者接受每天2次、每次1h的体外反搏治疗，疗程2周，

6个月后随访，结果发现体外反搏组的短暂性脑缺血发作的再发例数及血栓形成例数明显少于对照组。谢甦对5项随机对照研究进行了荟萃分析，结果显示体外反搏对神经功能的改善程度优于对照组，但是这5项研究在方法学方面均有欠缺，体现在：选择病例的标准不够明确；干预措施的实施无明确时间；有的疗程不明确；终点指标多选择自定疗效标准；无一研究采用死亡率、再次卒中发生率作为终点事件指标；未评价生存质量；随访时间太短，均不足3个月；评估未采用盲法；未提及失访情况；多数为报告不良事件。这些方法学上的不足导致这些研究可能存在选择性偏倚、测量偏倚和实施偏倚的问题，因此不能据此确定体外反搏治疗缺血性脑血管病的安全性和有效性。这些研究也显示了在12～35h的体外反搏治疗后，血浆血细胞比容、纤维蛋白原水平和血浆黏稠度显著降低，这些均可导致脑血流量的增加。更重要的是，这些标记物的改变伴随着临床症状的显著改善。有一项研究发现急性缺血性脑卒中患者接受体外反搏治疗后，血浆内皮素-1（endothelin-1，ET-1）显著降低，这一现象与以前报道的心绞痛患者接受体外反搏治疗后的现象相似。同时，在这些脑卒中患者血浆中还发现氧化应激血浆标记物超氧化物歧化酶的含量显著降低。

表3 体外反搏在中国治疗缺血性脑血管病的疗效研究

时间	研究者	研究设计	入选脑卒中的患者例数	干预措施	疗效评价
1988年	赵关林等	两组随机对照	体外反搏组（$n=24$）	12h体外反搏	临床结果满意（100% vs 75%，$P<0.01$）
			对照组（$n=24$）	药物治疗	
1988年	郑蓉等	两组非随机对照	体外反搏组（$n=24$）	12～36h体外反搏	临床结果满意（95.8% vs 75%，$P<0.05$）
			对照组（$n=24$）	药物治疗	
1990年	吴祖舜	两组非随机对照	体外反搏组（$n=75$）	12～24h体外反搏	临床结果满意（78.7% vs 55.7%，$P<0.01$）
			对照组（$n=70$）	药物治疗	
1990年	袁爱娜等	两组随机对照	体外反搏组（$n=22$）	12h体外反搏	临床结果满意（94.1% vs 64.7%，$P<0.05$）；在体外反搏组，95.4%的患者局部脑血流灌注改善
			对照组（$n=22$）	药物治疗	

续表

时间	研究者	研究设计	入选脑卒中的患者例数	干预措施	疗效评价
1994年	岑治勋等	两组随机对照	体外反搏组（n=74）	12h体外反搏	临床结果满意（64.1% vs 25%，$P<0.01$）
			对照组（n=44）	药物治疗	
1995年	陈汝仪等	病例研究	冠心病组（n=20）	1h体外反搏	冠心病组血浆黏稠度降低（$P<0.05$）
			缺血性脑卒中组（n=8）	1h体外反搏	
			脑动脉硬化组（n=48）	1h体外反搏	
1996年	姚薇萱等	病例研究	短暂性脑缺血发作组（n=10）	24~36h体外反搏	在短暂性脑缺血发作组，72.2%的患者局部脑血流灌注改善
			动脉粥样硬化组（n=12）		

续表

时间	研究者	研究设计	入选脑卒中的患者例数	干预措施	疗效评价
1996年	徐建民	两组非随机对照	缺血性脑卒中组（n=20）	1h体外反搏	两组t-PA升高，纤溶酶原激活物抑制物（PAI）没有改变；缺血性脑卒中组D-二聚体升高
			对照组（n=10）	药物治疗	
1996年	杨思军等	两组随机对照盲法评估	体外反搏组（n=40）	12h体外反搏	临床结果满意（72.5% vs 55%，$P<0.01$）
			对照组（n=40）	药物治疗	
1996年	何国潭等	病例研究	缺血性脑卒中组（n=184）	12~72h体外反搏	95.1%的患者临床结果满意
2000年	杜丽娟	两组非随机对照	体外反搏组（n=40）	24~36h体外反搏	临床结果满意（95% vs 75%，$P<0.01$）；两组血浆黏稠度降低；体外反搏组血细胞比容（HCT）、纤维蛋白原（FIB）降低
			对照组（n=40）	药物治疗	

续表

时间	研究者	研究设计	入选脑卒中的患者例数	干预措施	疗效评价
2000年	孟仲蔚	两组随机对照	体外反搏组（n=70）	24h体外反搏	临床结果满意（92.9% vs 73.5%，P＜0.05）
			对照组（n=68）	药物治疗	
2000年	牛敬忠	两组随机对照	体外反搏组（n=20）	12h体外反搏	体外反搏组SOD、丙二醛（MDA）和ET-1降低
			对照组（n=22）	药物治疗	
2000年	何茂珍等	病例研究	缺血性脑卒中组（n=20）	12～36h体外反搏	60%的患者临床结果满意
2000年	马细兰等	病例研究	缺血性脑卒中组（n=241）	10～50h体外反搏	97.1%的患者临床结果满意
2001年	刘新德等	病例研究	缺血性脑卒中组（n=30）	降纤酶10U静脉注射3天，之后接受12h体外反搏治疗	93.3%的患者临床结果满意

续表

时间	研究者	研究设计	入选脑卒中的患者例数	干预措施	疗效评价
2001年	张端华	两组随机对照	体外反搏组（$n=24$）	12h体外反搏	临床结果满意（95.8% vs 75%，$P<0.05$）
			对照组（$n=24$）	药物治疗	
2001年	吴瑞良等	两组随机对照盲法评估	体外反搏组（$n=30$）	72h体外反搏	在体外反搏组，17.2%的患者局部脑血流灌注改善；对照组局部脑血流改善不明显
			对照组（$n=30$）	药物治疗	
2003年	姚代蓉	两组非随机对照	体外反搏组（$n=118$）	24h体外反搏+右旋糖酐	临床结果满意（96% vs 83.8%，$P<0.01$）；体外反搏组血浆黏稠度降低
			对照组（$n=68$）	右旋糖酐	
2003年	刘麦仙等	两组非随机对照	体外反搏组（$n=60$）	35h体外反搏	体外反搏组临床结果满意，改良巴塞尔指数较对照组显著提高（$P<0.01$）
			对照组（$n=63$）	药物治疗	

续表

时间	研究者	研究设计	入选脑卒中的患者例数	干预措施	疗效评价
2003年	张金良等	两组随机对照	体外反搏组（n=70）	24h体外反搏+右旋糖酐	临床结果满意（92.9% vs 73.5%，$P<0.05$）；体外反搏组血浆黏稠度、HCT和FIB降低
			对照组（n=68）	右旋糖酐	
2005年	李荣等	两组随机对照	体外反搏组（n=150）	21h体外反搏+中药治疗	临床结果满意（91.3% vs 76%，$P<0.005$）
			对照组（n=50）	中药治疗	
2005年	杜贵海等	两组随机对照	体外反搏组（n=160）	20~40h体外反搏	临床结果满意（95% vs 83.3%，$P<0.05$）
			对照组（n=60）	药物治疗	
2006年	马璐璐等	两组随机对照	体外反搏组（n=50）	28h体外反搏+右旋糖酐	6个月后随访，体外反搏组短暂性脑缺血发作的再发例数及血栓形成例数明显少于对照组（$P<0.05$）
			对照组（n=50）	右旋糖酐	

续表

时间	研究者	研究设计	入选脑卒中的患者例数	干预措施	疗效评价
2006年	黄永光等	两组随机对照	体外反搏组（n=41）	20～30h体外反搏	体外反搏组简易智力状态检查量表（MMSE）评分比对照组高（$P<0.01$）；体外反搏组ADL减少亦比对照组明显（$P<0.05$）
			对照组（n=41）	药物治疗	
2011年	李小敏等	两组随机对照	体外反搏组（n=40）	56h体外反搏+常规康复训练	治疗2个月后，体外反搏组改良巴塞尔指数较非体外反搏组显著提高（$P<0.01$）
			对照组（n=38）	常规康复训练	

临床结果满意：评价参考《中国急性缺血性脑卒中诊治指南2010》

纤溶酶原激活物抑制物（plasminogen activator inhibitor, PAI）；血细胞比容（hematocrit, HCT）；纤维蛋白原（fibrinogen, FIB）；丙二醛（malondialdehyde, MDA）；简易智力状态检查量表（mini-mental state examination, MMSE）

香港中文大学内科及药物治疗学系神经科设计了一项随机交叉对照试验，研究共纳入了50例伴有大血管病变的缺血性脑卒中患者。早期治疗组（$n=25$）在进入研究后1～7周进行每天1次、每次1h、共35次的体外反搏治疗，晚期治疗组（$n=25$）在进入研究后8～14周接受体外反搏治疗。结果发现，在治疗7周时，早期接受体外反搏治疗可显著提高患者的NIHSS评分，同时彩色多普勒超声血流速度分析证实患者脑血流在体外反搏治疗后出现增加的趋势；在治疗14周时，早期即进行体外反搏治疗的全部患者的功能预后得到良好改善，晚期治疗组也有76%患者的功能得到改善。该研究还报道了治疗过程中出现的不良事件，包括皮肤擦伤（2例）、下背痛（2例）、下肢深静脉血栓（1例）和颈内动脉海绵窦瘘（1例）。早期治疗组有1例在进行19次体外反搏治疗后脑卒中再发，晚期治疗组在接受治疗前有3例、治疗中有1例在进行16次体外反搏治疗后脑卒中再发。该研究入选标准为诊断缺血性脑卒中3个月内的患者，这证实体外反搏对于治疗伴有大血管病变的缺血性脑卒中患者是安全、有效的，但观察疗效的时间仅为14周，没有观察到体外反搏治疗对脑卒中患者长期预后的影响。

目前发表的文献提示体外反搏可能是缺血性脑卒中治疗和康复的有效措施，并逐渐受到国际同行的关注。体外反搏对缺血性脑卒中的治疗和康复作用仍有待经过严格设计的多中心、前瞻性、随机、双盲、对照研究的证实。

体外反搏治疗缺血性脑血管病的可能机制

一、体外反搏对脑血流灌注的影响

体外反搏改善心脑血流灌注的机制与其造成的特殊的血流动力学改变有关。临床研究发现，采用颈部多普勒超声和经颅多普勒超声检查测定脑内动脉血流速度，吸入放射性气体氙-133观察局部大脑血流，运用单光子发射计算机断层成像（single photon emission computed tomography，SPECT）测定局部脑血流等方法观察体外反搏治疗时及治疗后的脑血流改变情况，均提示体外反搏有增加脑血流灌注的作用。美国的一项研究报道表示，在体外反搏治疗过程中，颈部血管平均血流速度从治疗前的（27.7 ± 1.8）cm/s提升到（33.1 ± 2.3）cm/s，增加的百分比达22%。Werner等发现，在体外反搏治疗过程中，颈动脉血流量增加19%，而椎动脉血流量增加12%；他们进一步用经颅多普勒超声检测5min体外反搏治疗过程中的脑血流速度（cerebral blood flow velocity，CBFV）（大脑中动脉），发现患有动脉粥样硬化的患者在体外反搏治疗开始时，平均CBFV即出现升高；但在3min的适应期后，虽然舒张期的CBFV仍有升高，但是由于收缩期的CBFV比基线值降低，因此平均CBFV保持不变；至体外反搏治疗结束后3min，收缩期的CBFV升高超过体外反搏治疗中的水平。该研究显示了体外反搏治疗中脑血流的自身调节作用，虽然舒张期灌注增加，但是收缩期的血流灌注减少，因此平均脑血流灌注在5min治疗过程中并不增加；但该研究也发现，体外反搏治疗结束后CBFV反倒增加了，提示体外反搏治疗增加脑内的血流灌注或许不是通过直接增加脑灌注压，而很可能是通过其他间接途径如体外反搏促进血管内皮合成NO同时抑制ET-1释放这一机制来实现的。但是对于健康人群，体外反搏对于脑血流的效应又有所不同。Alexandrov等在健康志愿者进行体外反搏时采用经颅多普勒超声了解脑血流改变，发现在体外反搏开始时，双侧大脑中动脉舒张期峰值血流速度增加，在体外反搏进行到5min和20min时，舒张期峰值血流速度和平均血流速度均显著增加，体外反搏终止后血流速度恢复至体外反搏前的基线水平。国内一项调查研究利用SPECT技术评价缺血性脑血管病患者接受体外反搏治疗的疗效，22例患者在体外反搏治疗前后均做SPECT局部脑血流断层显像。结果显示，治疗前所有患者显示局部脑血流缺血改变54处，治疗后有明显改善20处，占37%；部分改善19处，占35.2%；无效15处，占27.8%；总有效率为72.2%。此外，另外一项研究采用体外反搏治疗30例脑供血不足患者，并应用放射性气体氙-133吸入法检测治疗前后局部脑血流的变化，结果显示体外反搏治疗72h后局部脑血流量明显增加，临床各种症状基本消失。这些研究均提示体外反搏能明显增加脑部血流灌注，改善脑部循环。

香港中文大学内科及药物治疗学系神经科团队结合经颅多普勒超声检测体外反搏对脑血流动力学的影响，以进一步探索体外反搏治疗缺血性脑血管病的可能机制。研究入选了32例平均年龄68岁、有中等程度神经系统功能缺损伴有颅内大血管病的缺血性脑卒中患者，每例患者平均于发病6天后进行1次约9min的脑血流监测，结果显示体外反搏可使缺血性脑卒中患者的血压提高13%、双侧大脑中动脉的脑血流量增加9%；另外，该研究亦为20例健康老年人进行相同的体外反搏治疗以作为对照，结果显示健康老年人的血压提高了9%，而双侧脑血管的血流量则无改变，这与健康对照者的脑血流自动调节机制完善有关。关于体外反搏对于脑血流和血压增强的时程效应，在患者接受35h（每天1h）的体外反搏治疗过程中，于发病第3天、第5天、第7天、第10天、第14天、第21天、第28天和第35天进行脑血流监测，结果显示脑卒中患者血压增强效应持续存在，然而脑血流增强效应只持续3周，并在脑卒中后1个月左右逐渐回到基线水平，该研究为体外反搏治疗缺血性脑卒中的时间窗提供了依据。进一步利用小波（wavelet）分析患者接受体外反搏治疗过程中经颅多普勒超声脑血流频谱信号，发现出现"大波"特征的患者临床预后较好，从而提示此类患者是体外反搏治疗的适应人群。另外，缺血性脑卒中的体外反搏治疗压力并不是越高越好，治疗压力越高，平均动脉压也越高，研究显示150mmHg（0.02MPa）对于脑血流的增强效应最大，因此推荐将该压力作为最佳治疗压力；且至少接受10h体外反搏治疗才能达到改善患者预后的作用。基于香港中文大学内科及药物治疗学系神经科研究团队的一系列研究成果，2013年美国卒中协会以Ⅱb级的推荐级别将体外反搏作为增加脑血流灌注的治疗手段。

二、体外反搏对脑侧支循环的影响

脑动脉血栓形成并完全堵塞血管后，该动脉支配的脑组织相应的区域出现缺血，此时如果有良好的侧支循环，则可改变该区域的低灌注情况，减少神经细胞的坏死和损伤，对患者的长期预后具有重要意义。侧支循环的形成有两种途径，一为原有的侧支循环和吻合支开放；二为血管新生。体外反搏治疗中，由于血流灌注增加，血管内压力和血流速度加快，有可能促进侧支循环开放；同时，由于体外反搏治疗时血管内的血流切应力增加，促进了NO生成，同时抑制ET-1合成，NO/ET-1比值上升。由于NO为强血管舒张因子，ET-1为血管收缩因子，当NO增加、ET-1降低时，局部血管舒张，有利于侧支循环的开放。

体外反搏导致的血流切应力增高可诱导血管新生，这是建立侧支循环的另一个途径。增高的血流切应力可促进VEGF的分泌，该因子为促进血管新生的有力因子。在一项11例稳定型心绞痛的患者接受体外反搏治疗的病例研究中，也观察到血浆VEGF水平显著增加。此外，5例慢性心绞痛患者接受体外反搏治疗也见到血浆VEGF水平升高。然而，关于这方面的证据均来自缺血性心脏病研究，尽管对于缺血性脑血管病患者极有可能也是通过这一机制发挥作用，但是迄今为止仍未见报道。

总之，虽然已有的临床研究尚不能为体外反搏作为缺血性脑血管病重要的治疗和康复手段提供充足的依据，但是这些研究结果至少提示体外反搏是一种安全、无创、适用人群广泛、不良反应轻微并很可能改善缺血性脑血管病患者的神经功能、促进疾病康复甚至预防疾病再发的有效的治疗或辅助治疗方法。目前尚需要更多的大样本、设计合理的临床研究进一步证实体外反搏在缺血性脑血管疾病中的疗效。

第十一章

儿童体外反搏操作规范

迄今为止，国内外开展儿童体外反搏治疗的中心非常有限，根据上海市儿童医院的应用经验，体外反搏目前主要用于儿童中枢神经系统损伤的康复治疗，包括脑性瘫痪、重症脑炎和脑外伤后遗症的康复治疗，临床疗效确切。应用彩色多普勒超声检查可以观察到体外反搏治疗后大脑前动脉和中动脉的供血较治疗前明显改善，同时，临床好转与脑供血改善之间存在明显的正相关。

考虑到儿童体外反搏治疗的特殊性，本培训教程专列一章简要介绍，供拟开展儿童体外反搏治疗的单位参考。

第一节　体外反搏治疗前的准备

1. 环境准备：体外反搏室内温度保持在22～24℃。

2. 设备准备：

（1）检查各连线是否正常（电源线、心电图线、指脉探头）。

（2）检查急停按钮是否处于松开状态。

3. 患者准备：

（1）治疗前要做彩色多普勒超声心动图检查，排除严重的先天性心脏病、心功能不全、动脉瘤等禁忌证。并询问有无出血倾向，注意肢体有无感染灶。

（2）评估患儿：评估患儿的年龄、状态（如有无发烧、咳嗽等不适，皮肤有无湿疹，头部有无碰撞等），检查四肢有无埋管。解下佩戴的手镯、脚链等佩饰。

（3）着装要求：穿全棉偏长的棉毛衫裤，棉毛裤需满档，换上干净的纸尿裤。

（4）根据患儿的年龄及体重选择合适的体外反搏床。

（5）嘱咐家长：患儿在接受治疗过程中严禁进食。

第二节　体外反搏的基本操作

1. 开启体外反搏仪，顺序为：总电源→空压机→启动体外反搏系统→体外反搏治疗。

2. 患儿平躺于体外反搏床上，为患儿依次绑上体外反搏衣，顺序为大腿、小腿、上臂、前臂，连接导联接头与电极片，贴电极片于规定部位。最后绑上臀部体外反搏衣。

3. 电极片粘贴部位：红色电极的电极片贴于左胸前区（在锁骨中线与第5肋间交点）；黑色电极的电极片贴于右胸前区，与红色电极的电极片呈镜像对称；白色电极的电极片贴于胸骨柄左缘第2肋间。

4. 将指脉探头夹于患儿中指，设定治疗时间。待血氧饱和度在92%以上、心电波形正常、心率平稳后，点击启动键，并逐渐增压至所需压力。

根据年龄选择压力：6月龄及6月龄以下的压力为190mmHg；7~8月龄的压力为210mmHg；9~10月龄的压力为230mmHg；11~12月龄的压力为260mmHg；13月龄以上的压力为300mmHg。

5. 记录日期、压力、心率、治疗过程中患儿的反应并签上执行者的姓名。

第三节　体外反搏治疗中的观察

治疗过程中医务人员不能离开治疗室，以应对突发情况。每15min巡视1次，观察以下情况：

1. 观察患儿心率的变化。根据患儿的心率，随时动态调节反搏模式。心率90次/min以上，每2次心跳设定1次反搏，反搏次数与心率比为1∶2，心率90次/min以下，反搏次数与心率比为1∶1。

2. 观察患儿的面色，有无安静入睡或哭闹，如哭闹则寻找原因（如身体不舒服、反搏衣松紧度不合适、新患者不适应等），并解决。

3. 检查气囊包扎是否适宜，有无松脱。

4. 观察充气、排气是否正常。

第四节　体外反搏治疗后的处理

1. 松解反搏衣。

2. 取下心电电极及电极片，整理电线并置于电线架。

3. 检查患儿被绑部位有无破损、起泡。

4. 为患儿做放松运动：患儿平卧，两上肢高举过头并伸直、放下共5次。两下肢屈曲至胸腹部，然后伸直、放下共5次。

5. 嘱咐家长给患儿多喝水。

第十二章

体外反搏中心（室）的
建设与管理

体外反搏疗法操作简便，绿色、安全、有效，各级医疗机构都可以开展。但考虑到体外反搏疗法的科学与可持续发展，各单位在规划体外反搏应用项目的时候，除充分结合医院实际情况进行规划外，还应尽量将体外反搏设备集中布局，并依托心血管内科、老年医学科或康复科运行管理，尽量配备必要的评估与急救设施。

第一节 体外反搏中心（室）的建立

由于各医疗机构管理和诊治的疾病种类不同，或基于科室和医院级别甚至地域分布的差异，体外反搏中心（室）的人员构成、空间布局、设备配置、运行规模等要求均不相同。

一、体外反搏中心（室）建立的基本要求

（一）工作环境要求

1. 空间：建筑布局、环境布局、医疗设备配置以满足患者需求和方便实用为原则，安全设施齐备完好，治疗和护理过程中避免患者发生损伤。

2. 温度、湿度：温度保持在18～24℃，相对湿度50%～60%。体外反搏室配备温湿度计，以便护士能随时评估室内温度、湿度并加以调节。

3. 大气压力：常压。

4. 电源：单相交流电（220±22）V，频率（50±1）Hz，按

照每台体外反搏仪2.5kW设计，容量留有余地，10台体外反搏仪应按＞25kW的要求供电，配有地线，电缆零线及金属外壳做重复接地，加短路保护的单相交流配电盘。周围应无强电磁场等干扰。

5. 通风：一般每天通风2次，每次30min，增加室内空气流动，周围空气中不得有腐蚀性物质。

6. 噪声：噪声强度保持在35～40dB。

7. 地板建材：防滑等级应达到2级，防滑系数为0.5～0.79；卫生间的地面防滑等级应达到3级，防滑系数≥0.8。

8. 装饰：室内摆放花草、画、沙发、电视、饮水设备，提高患者的就医体验。

（二）建设规模要求

1. 根据患者需求及治疗需要，设置单床、双床体外反搏室及多床体外反搏室，房间高度应不低于2.8m。干燥、无尘、无空气污染，隔音及通风良好，配有配电板、地线、照明灯。

2. 体外反搏室若安放1台体外反搏仪，房间面积应不少于8m²，配备一个衣物橱柜及必要设备。

3. 体外反搏室若安放2台体外反搏仪，房间面积一般应不少于15m²，配衣物橱柜及必要设备。

4. 设置4台以上体外反搏仪的体外反搏中心，应含有观察室、体外反搏治疗室、更衣室及男、女卫生间。观察室面积应不少于10m²，以便于观察和工作，存放资料和电脑。

5. 体外反搏中心建议配置休息室。

（三）配套设施

1. 体外反搏中心（室）应配备供氧设施、输液轨道，设有围帘或屏风，入口应有无障碍设计，以便推入轮椅。

2. 配置抢救药品、器械、心电图机、除颤仪等。条件允许可配置超声诊断仪、全自动生化检测仪、运动试验仪、心功能测定仪、动脉硬化检测仪等。

二、体外反搏中心（室）的人员配置及要求

（一）基本人员配置

1. 增强型体外反搏仪＜4台的体外反搏室，应有经过培训且持有上岗证的护（技）师1～2名，医师1名（可兼职）。

2. 增强型体外反搏仪≥4台的体外反搏中心，应有经过培训且持有上岗证的护（技）师2～4名，医师1～2名。根据规模和工作量，必要时配备护士长和科主任。

（二）人员要求

体外反搏治疗本身相对安全，但患者多有心血管系统疾病，有一定风险，操作人员的技术水平、素质和责任心直接影响体外反搏治疗的疗效与安全性。

1. 基本要求：应具有高度的责任心、爱心和职业道德，应机智，有主见，有礼貌，有敏锐的观察力、较强的执行力和亲和力。

2. 娴熟的业务能力。

（1）熟练掌握并能讲述体外反搏的原理、作用机制。

（2）掌握体外反搏装置的构造、原理、日常维护、简单维修。

（3）掌握体外反搏治疗的适应证和禁忌证。

（4）熟练掌握体外反搏的操作规程，能及时处理治疗中的相关问题，并有相应急救技能。

3. 具有良好的沟通能力和解决问题的能力。

4. 有领导、指挥、督导、控制现场的能力。

三、不同级别医院体外反搏中心（室）的特点和要求

原则上，对不同级别医院的体外反搏中心（室）的具体要求有所区别，即使是同级医院，由于条件不同，特点和要求也不强求一致。

（一）三级医院体外反搏中心（室）

1. 建筑要求：体外反搏中心（室）所在位置应根据医院主体建筑形式和特点加以考虑，可设置在门诊与病房之间的建筑物内，可设置在一栋单独的建筑物里或置于门诊部内，亦可设置在病区。

2. 科室归属：可归属于心血管内科、神经内科、康复科、理疗科、老年医学科、综合科、特检科等或方便全院各科治疗进行独立设置。体外反搏治疗是典型的辅助循环技术，是心血管学科重要技术之一，应优先考虑归属心血管内科管理。

3. 业务技术人员的构成：三级医院体外反搏中心承担着体外反搏医疗、教学、科研和对一、二级医院体外反搏中心（室）的指导任务，应配备医师、康复工程人员、护（技）师及其他专业人员。

4. 体外反搏中心的内部结构：依其诊治病种、机构规模、技术人员的数量和素质，以及房屋建筑和设备等情况而定。

5. 体外反搏中心设备配置原则：要考虑服务对象、技术力量、场地和投资能力等客观条件，选择性能好、精确度高、耐用的品种。

（二）二级医院体外反搏中心（室）

1. 建筑要求：体外反搏中心（室）一般应设置在其归属科室的所在楼层。

2. 科室归属：可归属于心血管内科、神经内科、康复科、理疗科、老年医学科、综合科、特检科等。

3. 业务人员构成：第一步可先设置体外反搏医师、护（技）师，而后逐渐充实治疗师等其他专业人员，内部结构不宜强求分工过细。

4. 设备选购原则同三级医院体外反搏中心（室）。

（三）一级医院体外反搏室

1. 有条件的县医院可参考二级医院体外反搏中心标准，可只设置专职护（技）师，其他人员由临床科室医护人员兼任。

2. 设备应选择性能好、耐用且维修方便的品种。

3. 一级、二级体外反搏室应同三级医院体外反搏中心（室）协作，保证患者得到规范、有效的治疗。

第二节　体外反搏中心（室）的管理

根据体外反搏中心（室）归属的专业科室和面对的患者疾病种类的不同，管理模式略有不同，一般包括：制度建立、岗位职责建立、患者管理、仪器设备管理、质量与安全管理、教学与科研管理。凡开展体外反搏治疗业务的单位均需要在中国生物医学工程学会体外反搏分会官网注册登记备案。

一、体外反搏中心（室）的管理制度

1. 依法执业，认真执行医院的各项规章制度和规定。

2. 建立健全医疗护理质量与安全管理制度，执行诊疗、护理规范及流程。

3. 有完善的应急预案，发生突发事件和重要情况应立即处理并按程序逐级报告。

4. 定期召开会议，传达医院会议精神，回顾工作完成情况，制订工作计划及工作重点。

5. 遵守职业道德，尊重患者，文明服务，耐心做好解释工作。

6. 设立宣传栏，积极开展健康教育工作。

7. 定期召开病友沟通会，了解患者需求。

8. 认真执行医患沟通制度，设立意见登记本，自觉接受患者监督。

9. 遵守医保政策及医院财务管理制度，合理收费。

10. 做好教学管理工作。

11. 做好临床科研工作。

二、体外反搏中心（室）的岗位职责

（一）体外反搏中心的科主任岗位职责

1. 负责体外反搏中心日常业务和行政管理工作。

2. 负责制定体外反搏中心发展规划、年度工作计划和业务工作细则。

3. 保证体外反搏中心安全、稳定地运行，组织技术人员维护中心器械的正常运行。

4. 组织业务学习，不断提高职工素养和业务能力。

5. 掌握本学科领域的国内外发展动态，积极开展新业务、新技术。

6. 承担体外反搏中心的建设与发展方面的工作。

7. 组织体外反搏相关领域的教学与科研工作。

8. 国家级体外反搏中心需负责组织、开展全国体外反搏技术培训工作。

9. 做好质量控制和安全管理工作。

（二）体外反搏中心的护士长岗位职责

1. 在科主任领导下，配合科主任完成体外反搏中心日常业务和行政管理工作。

2. 推动护理队伍建设与发展，组织业务学习和培训，不断提高人员素养和业务能力。

3. 加强护理文化建设，开展优质护理服务活动，提高患者满意度。

4. 落实护理核心制度，确保护理工作安全、稳定地运行。

5. 做好仪器设备、配件、物品的管理，建立仪器使用和维护登记本，落实定期保养和定期检修的工作。

6. 组织体外反搏相关领域的教学与科研工作。

7. 有国家级体外反搏培训基地资质的体外反搏中心，须协助科主任组织、开展全国体外反搏技术培训工作。

8. 与科主任一起做好质量控制与安全管理工作。

（三）体外反搏中心（室）的医师岗位职责

1. 掌握体外反搏治疗的适应证，排除禁忌证。
2. 治疗过程中根据患者的反应及症状，及时调整治疗方案。
3. 做好患者的健康教育工作。
4. 完成教学工作或体外反搏培训基地的培训工作。
5. 完成科研工作。

（四）体外反搏中心（室）的护（技）师岗位职责

1. 保持体外反搏治疗区域整洁，机器性能良好，能正常开展工作。

2. 严格掌握体外反搏治疗的适应证和禁忌证，严格执行操作规程。

3. 做好患者的健康教育工作，取得配合。

4. 做好患者的管理，建立资料档案。

（1）做好登记工作：登记内容包括患者的体外反搏编号（序号）、科室、姓名、性别、年龄、住院号、临床诊断、检查、用药、治疗日期、治疗时间（小时）、电话等；做好门诊患者的登记工作，内容包括患者的姓名、年龄、性别、病历号等基本信息，并做好门诊患者、不同病区患者的治疗协调工作。

（2）做好观察记录：登记内容包括患者的体外反搏编号（序号）、科室、姓名、性别、年龄、住院号、临床诊断、血压、治疗压力、D/S、治疗病种、治疗效果（具体到患者的日常生活能力，如运动、睡眠、听力、视力、夜间小便次数、心绞痛情况、腿部感觉、皮肤感觉等）。

（3）做好随访登记。

5. 治疗中密切观察患者的反应及治疗效果，遇疑难问题及时与临床医师联系，共同研究解决。

6. 仪器发生故障应及时报告，由专业人员或厂家维修。做好内侧气囊的更换、外侧囊套的清理及一般常见故障的处理。

7. 准备好抢救药品和器械，做好突发事件的应急处理。

9. 遵守医保政策及医院财务管理制度，合理收费。

10. 完成教学工作或体外反搏培训基地的培训任务。

11. 完成体外反搏基础科学研究工作。

三、体外反搏中心（室）的患者管理

（一）患者须知

1. 保持病室整洁、安静，严禁在体外反搏中心（室）吸烟、高声喧哗等。

2. 增强安全意识，保管好随身物品，尤其是贵重物品，防止失窃。

3. 爱护公物，自觉节约水电，室内开空调时关好门窗，开窗通风时关闭空调。

4. 不得擅自进入医护办公室，不得翻阅病历及其他医疗记录，若有疑问请向主管医师或主管护士咨询。

5. 为保证治疗的有效性和连续性，应听从医护人员指导，对诊断、治疗有异议时与主管医师及时沟通。

6. 注意文明用语，病友间相互关爱，互帮互助，互相尊重。

7. 自觉遵守医院规章制度，积极配合治疗，住院期间不得擅自外出。

8. 为保证医疗安全，来院就诊的每位患者必须如实填写门诊病历和住院病历首页上的身份信息。

9. 患者对治疗、护理信息有知情权。

10. 了解仪器设备运行中可能出现的风险及紧急处理方法，避免发生医源性损害。

（二）患者隐私保护

1. 体外反搏中心（室）设有围帘或屏风，在诊疗过程中，涉及患者隐私部分的操作应拉上围帘或用屏风遮挡，无围帘或屏风遮挡时应做到男女分开。

2. 患者的个人信息和统计资料，如患者的电话、住址等，未经患者同意不得向外泄露。

3. 需要对患者、家属交代病情时，应由主管医师解释，不允许不了解病情的进修人员或实习人员进行解释。

4. 进行现场教学时，须征得患者同意，不允许在患者床边讨论和讲解病情。

5. 医务人员不得探问与医疗无关的患者隐私，不得向患者及家属以外的人员透漏患者的病情。

6. 凡涉及参与临床科研的患者的信息一律予以保密。

7. 在教学、科研、临床总结等需讨论患者相关资料时，如未事先征得患者同意，必须删除能直接表明患者身份的特征性信息。

8. 医护人员应注意保护好患者住院期间的医疗文件，严禁丢失、损坏，没有医疗管理部门的认可，任何人（包括本院工作人员）不得私自查看、复印住院病历及其他医疗文件，需要询问患者的诊疗情况时应由主管医师接待。

（三）患者教育

1. 对住院患者开展健康教育，健康教育覆盖率应达100%。

2. 健康教育应具有个性化，教育内容应适宜不同文化层次的患者和家属，通俗易懂，有效果，健康教育知晓率应达95%。

3. 提供健康教育处方或健康教育视频，指导患者改变不良生活方式，保持健康教育的连续性。

4. 关注患者的心理健康，减轻焦虑和抑郁情绪，鼓励患者积极配合治疗。

5. 告知患者体外反搏前、中、后的注意事项并做好配合。指导患者体外反搏期间遵医嘱规范服药，了解特殊药物与体外反搏之间的协同作用，保证治疗的有效性和安全性。

6. 指导患者改变不良生活方式，如戒烟、远离二手烟、控制体重、增加体力活动、合理膳食、调整压力等。

四、体外反搏中心（室）的仪器设备管理

1. 医院对所有的仪器设备进行唯一标识管理，唯一标识应粘贴在仪器设备明显处，清晰、完整，如有破损或字迹不清，应及时报告医院设备管理员更换。

2. 建立仪器设备管理台账，每天进行交接。

3. 制定仪器设备操作规程，严格执行操作规程。

4. 登记仪器设备日常运转情况，包括仪器设备的工作情况、压力大小，有无干扰、漏气等。

5. 仪器设备保养、检查及维修管理：体外反搏设备及其他辅助设备一般应实行3级保养制，认真保养、定期检修和质控。

（1）仪器设备保养：①日常保养（或称例行保养），日常保养的项目和部位较少，大多数在设备的外部，由仪器设备使用人员负责，主要内容包括清洁表面，清理外侧囊套，拧紧易松动的螺丝和零件，检查运转是否正常、零部件是否完整；②一级保养，由医院医学装备科按计划进行，主要是清洁内部，检查有无异常情况（如声音、湿度、指示灯异常等），局部检查和调整，仪器设备发生故障应立即报告，由专业人员或厂家维修；③二级保养，一种预防性的修理，由仪器设备使用人员同修理人员共同承担，检查仪器设备的主体部分，更换内侧气囊、螺纹管，排除一般常见故障，调整精度，必要时更换易损部件。

（2）仪器设备检查：定期进行校验测试，保证各项指标符合要求，定期对设备的运行情况、工作精度或磨损程度进行检查校对，针对发现的问题，提出维护措施，有目的地做好修理前的各项准备，以提高修理质量，缩短修理时间，一般与二级保养结合进行。

（3）维修登记：仪器设备在保养维护和修理后应进行登记，保存文字记录，记录修理日期、故障现象、故障原因、排除方法、零件或电路改变情况、修复后的检验情况（如不能修复，说明其原因和建议）等，并由修理人和使用人签字。

五、体外反搏中心（室）的质量与安全管理

1. 医疗质量是医院管理的核心内容和永恒主题，应将质量与安全管理放在首位，并不断完善。

2. 建立健全质量与安全管理体系，三级医院体外反搏中心组成体外反搏质量与安全管理小组，科主任任组长，护士长协助或配备专、兼职人员管理，制定体外反搏质量管理目标及质量标准并对质量

实施控制与管理；无科主任、护士长的体外反搏中心（室），由归属科室对其质量与安全实施管理。

3. 质量与安全管理小组职责与权限范围清晰，具备相应的质量管理与分析能力，根据上级有关要求和自身工作实际，建立切实可行的质量管理方案。

4. 质量管理方案的主要内容包括建立质量管理目标、指标、计划、措施、效果评价及信息反馈等，定期召开工作会议，为质量管理提供决策。

5. 各级人员要认真履行岗位职责，严格执行诊疗规范和常规，做好日常质量与安全管理。

6. 建立与完善医疗质量管理可追溯与质量危机预警管理的运行机制。

7. 定期组织质量与安全讨论分析会，及时总结，规范医疗、护理行为。

8. 做好质量管理工作记录，形成报告，定期上报。通过检查、分析、评价、反馈等措施，持续改进工作质量，将质量与安全的评价结果纳入对员工的绩效考核。

9. 使用管理工具对体外反搏中心（室）各质量指标缺陷进行跟踪评价，实现质量的持续改进。

10. 各体外反搏业务开展单位均需要按照体外反搏学会的要求上报相应的质控数据，并以此作为标准化体外反搏中心认证的客观依据，确保体外反搏的科学应用与可持续发展。

六、体外反搏中心/体外反搏培训基地的示范带动作用

1. 体外反搏中心/体外反搏培训基地打造专业队伍，提升专业水平，不断强化中心/培训基地的地位及在行业中的引领作用。

2. 搭建高效的学术平台，开展多种形式的培训班，积极培养体外反搏人才，壮大心脏康复医疗护理队伍，满足我国心脏康复需求。

3. 三级体外反搏中心与下级医院体外反搏中心（室）建立医联体，推动先进诊疗技术向基层辐射，开展诊断、会诊、治疗指导等医疗服务。

4. 三级体外反搏中心不受时间、地点限制，建立流畅的网络化转诊通道，促进优质资源下沉，对基层医院实现无缝隙的监测、分析、预警工作指导。

5. 开展健康进社区，组织义诊活动，普及健康知识理念，使患者、家属乃至全社会都能理解心脏康复的重要意义并积极推动和参与。

附录一　体外反搏在线数据管理平台注册与操作指引

一、平台使用说明

1. 凡从事体外反搏治疗业务的单位均需到中国生物医学工程学会体外反搏分会官网注册，获得用户名和登录密码。

2. 体外反搏在线数据资料是体外反搏分会未来标准化体外反搏中心认证重要的佐证依据，请各单位指定专人负责病例上报和数据审核，确保材料的真实性和可溯源性。

3. 在体外反搏在线数据管理平台上，各单位体外反搏病例库相对独立，单位之间不能互相登录病例库浏览，各单位可以自行对数据进行管理和分析。体外反搏分会可因质量控制和管理用途调用数据库内容，但若因科研用途需要调用数据库资料，需事先提出申请，报体外反搏分会学术委员会审批。

二、体外反搏会员单位注册方法

打开http://www.ecp-china.org/网站，点击"认证注册—会员单位注册"，进入该界面后，如实填报信息即可。

1. 单位信息：填写医院的名称、地址、级别、性质等信息。

2. 中心概要：

（1）管理架构：即体外反搏中心（室）是独立运行还是依托其

他临床专科运行，勾选"独立"或"依托他科"。

（2）收费信息：注意按照每小时累计收费数额填写，而非每次收费数额。

（3）评估设备：勾选注册单位除体外反搏治疗设备外的其他健康评估设备。

（4）中心级别：如果中心也是分会认可的体外反搏培训基地，可以同时勾选。

3. 团队信息：根据注册单位的实际工作展开情况和人数，填写从事体外反搏治疗的工作人员信息即可。

4. 设备信息："名称"填写各注册单位体外反搏设备的厂商名称，"型号"根据厂商设备的型号填写。当注册单位存在不同厂商设备时，点击"+"新增信息栏继续填写。

5. 负责人信息：根据注册单位各自的管理构架，填写最终负责人（仅限1人）信息即可。登录账号是注册单位的主账号，请妥善记录账号名称和保管密码。

三、体外反搏病例在线填报方法

1. 打开http://www.ecp-china.org/网站，点击"认证注册—在线病例填报"，之后转入登录界面，输入单位账号、密码、验证码。账号和密码分别为注册时填写的账号和密码。

2. 登录后点击"新增"，即转入新增患者信息页面。按网络指引如实录入患者信息即可完成患者建档，保存后可在患者列表查看已保存的患者信息。

3. 本数据管理平台采用病患个体为基本单位的储存和管理方式，"建档1次，记录终生"（即接受体外反搏治疗的患者，在数据管理平台中只需建档1次，他的所有疗程、个人信息等都在该档中进行新增和编辑，而无需重新建档）。

4. 点击"编辑"按钮，可对该患者的详细治疗信息、基线资料和随访信息进行录入。

基线资料应如实录入患者第1次接受体外反搏前的信息。

点击"疗程"进入疗程编辑页面后，可点击"+"编辑1个治疗疗程的信息。除治疗血压记录第1次和最后1次的数值外，其余信息均记录治疗进入稳定状态时的数值（如张三接受5次治疗后，治疗压力耐受到30kPa，心率稳定在60次/min，峰值比达到1.2，则以此为准记录）。

保存后可以看到该次疗程出现在列表中。当患者接受第2个疗程治疗时，再次点击"+"即可新增编辑第2个疗程的信息。更多疗程以此类推。

5. 随访信息的记录原则和疗程一致，每次随访新增记录即可。

1. 主动脉瓣轻度反流，是否可以做体外反搏治疗？

答：主动脉瓣轻度反流对体外反搏治疗影响不大；同理，其他心脏瓣膜的轻度反流也不是体外反搏治疗的禁忌证。对于存在中重度主动脉瓣关闭不全的患者，建议不要进行体外反搏治疗。

2. 主动脉瓣或二、三尖瓣修复术后能否行体外反搏治疗？

答：主动脉瓣或二、三尖瓣修复术后不是体外反搏治疗的禁忌证，如符合体外反搏治疗适应证的患者，可以接受体外反搏治疗。

3. 下肢静脉曲张是否可以行体外反搏治疗？

答：下肢静脉曲张可以行体外反搏治疗，但存在下肢深静脉血栓的情况除外。如血管超声检查排除了深静脉血栓则可以行体外反搏治疗，体外反搏治疗可以促进静脉回流，有利于减轻下肢静脉的淤滞，所以下肢静脉曲张是可以做体外反搏治疗的。

4. 下肢动脉有斑块是否可以行体外反搏治疗？

答：下肢动脉斑块不是体外反搏治疗的禁忌证，不影响体外反搏的实施。

5. 膝关节和髋关节置换术后是否可以行体外反搏治疗？

答：可以。

6. 下肢放有支架的患者能否行体外反搏治疗？

答：如果支架在髂动脉的位置则不影响体外反搏治疗，如在大腿、小腿血管处则不建议做体外反搏治疗，因体外反搏气囊加压的位置不能在支架植入的部位。

7. 冠脉支架置入术后多久可以行体外反搏治疗?

答：如桡动脉入路的介入治疗，术后次日即可行体外反搏治疗，如股动脉入路的介入手术，则建议在介入术后1周再进行体外反搏治疗。

8. 透析的患者可以行体外反搏治疗吗?

答：如患者有做体外反搏治疗的必要性且无其他体外反搏治疗的禁忌证，可以接受体外反搏治疗。

9. 冠脉旁路移植术后患者多长时间后可以行体外反搏治疗?

答：一般术后2~4周即可进行体外反搏治疗，如果是取用下肢静脉段用于冠脉旁路移植术的患者，宜待下肢手术伤口完全愈合后方可行体外反搏治疗。

10. 急性心肌梗死后多久可以行体外反搏治疗?

答：急性心肌梗死患者建议尽早行血管重建治疗，在此基础上为改善心肌缺血状态，只要生命体征平稳且无其他禁忌证即可进行体外反搏治疗。

11. 有脉管炎的患者可以行体外反搏治疗吗?

答：脉管炎急性发作期不建议行体外反搏治疗，确有体外反搏治疗适应证者需先在血管超声下排除深静脉血栓后再行体外反搏治疗。

12. 下肢动脉粥样硬化性血管闭塞的患者可以做体外反搏治疗吗?

答：体外反搏属于无创性辅助循环装置，尽管下肢动脉完全闭塞，体外反搏治疗仍可促进其他未阻塞血管的血液流动，促进局部侧支循环形成，改善局部微循环状态，因此仍可尝试体外反搏治疗。

13. 严重腰椎病变患者可以做体外反搏治疗吗?

答：不建议。

14. 心脏早搏（室性早搏或室上性早搏）能否做体外反搏治疗?

答：心脏早搏不是体外反搏治疗的禁忌证，但频繁早搏会打乱体外反搏的充气、排气节奏，降低患者的治疗舒适度，因此建议改善早搏后再行体外反搏治疗。

15. 体外反搏治疗对于房颤患者来说收益大吗？

答：根据国际体外反搏患者登记注册中心研究资料，房颤不是体外反搏治疗的禁忌证。但由于房颤患者心律不齐，在体外反搏治疗过程中可能会因节律不整齐而出现舒适度下降及气囊充气、排气不均衡的现象，在一定程度上影响疗效。另外，还可能存在心房血栓及体循环血栓栓塞的风险，因此，除非有体外反搏治疗的强适应证，房颤患者宜尽量避免接受体外反搏治疗。

16. 糖尿病合并眼底出血的患者可以做体外反搏治疗吗？

答：出血是体外反搏治疗的禁忌证，因此糖尿病合并眼底出血的患者不能做体外反搏治疗。

17. 冠脉旁路移植术后2个月，若曾取大隐静脉作"桥血管"的下肢脚踝处间断出现水肿，是否可以做体外反搏治疗？

答：冠脉旁路移植术后本身是体外反搏治疗的适应证，体外反搏治疗可以起到改善局部血液循环的作用，因此冠脉旁路移植术后若出现下肢踝关节水肿是可以行体外反搏治疗的。

18. 体外反搏中D/S高是否证明疗效好？

答：一般D/S高说明体外反搏中反搏波较高，疗效较好。但体外反搏疗效还受诸多因素的影响，疗效与体外反搏带来的综合物理生物学效应和患者的反应性有关，反搏峰值高只反映了血流动力学的改善效果不错。相反，不少患者体外反搏过程中的D/S一直偏低，但并不代表疗效不佳，因为D/S受很多因素影响，如血管弹性、血液黏滞度、环境温度等。

19. 在体外反搏操作方面最为重要的几个环节是什么？

答：①电极片的贴放；②气囊的包扎；③压力的选择；④充气、排气时间参数的调节。

20. 气囊包扎是松一些好还是紧一些好？松紧程度应如何掌握？

答：为了不影响疗效或产生不良反应，应遵循稍紧勿松的原则。但太紧，如绑扎止血带一样也会引起不适。包扎好气囊后，应以仅能放进一只手指（直径约1.5cm）为度，若整个手掌都能放进去，那就太松了。体外反搏过程中应经常检查气囊是否有松动，如果过松应停止治疗重新包扎。

21. 体外反搏治疗会不会使心率加快和早搏增加？

答：一般来讲，正确的体外反搏操作不会增加心率及早搏，反而会适度降低心率及早搏的次数。临床中有少数人可能会出现心率增加或早搏的情况，其原因复杂，也许是患者不了解体外反搏，精神过度紧张所致，也偶有因参数调节不当如充气、排气时间不合适及囊套位置不当等诱发。前者要加强对患者的解释与关心，让患者放松下来，后者要重新调节参数及调整囊套的位置。

22. 如果患者指脉波显示不佳或反搏波不明显怎么办？

答：可以考虑换手重新夹指脉探头，或让患者抬起前臂并使手掌直立，或调高指脉波的增益。

23. 体外反搏中如果心电图显示受到的干扰比较大怎么办？

答：应重新粘贴电极片并固定牢固。

24. 体外反搏治疗中气囊压力越大越好吗？

答：不是。治疗压力要结合患者实际情况及耐受性进行合理调控，在合适的压力范围内，以患者能耐受的最大舒适压力为妥。根据一些初步的研究资料，体外反搏压力增加并非带来组织、器官获益的同步增加，不同器官的血流状况（如心脏、大脑）对体外反搏压力的反应有一定的差异。

25. 各种出血性疾病及服用抗凝药的患者能否做体外反搏治疗？

答：患有出血性疾病的患者不建议做体外反搏治疗。脑出血稳定后3个月，经评估后可考虑开始进行体外反搏治疗；房颤或换瓣患者服用华法林，若国际标准化比值不超过3，可以做体外反搏治疗；根据笔者经验，服用新型口服抗凝剂，未发现皮下瘀斑等不良反应的患者，可以做体外反搏治疗，但建议治疗过程中进行密切观察。

26. 体外反搏治疗前测得的血压高怎么办？

答：若血压＞170/110mmHg以上者应先控制血压。若患者收缩压控制在150mmHg以下，情况是安全的，可以接受体外反搏治疗，且体外反搏治疗有进一步降低血压的作用。若平时血压控制良好，治疗当天偶有血压偏高，可根据疾病情况，休息后复测血压，或者选用硝酸甘油、卡托普利或美托洛尔使收缩压降至150mmHg左右再进行体外反搏治疗，这样反搏波也会达到较为理想的效果。

27. 心脏早搏过多怎么办？

答：理论上，由于体外反搏与心电同步，早搏过多且不规律会引起患者的不适，所以频发早搏的患者建议控制早搏后再进行体外反搏治疗。治疗过程中回心血量增加，右心房压力增加，可能诱发心律失常，如果在治疗过程中心律失常的次数增加，需考虑患者是否合并其他疾病，如心力衰竭、扩张型心肌病等，这些患者在选择体外反搏治疗时需慎重。随着体外反搏治疗进程的延长，冠脉血供增多，侧支循环形成，缺血所致的心律失常有可能改善，特别是对于长疗程的患者。

28. 心力衰竭患者什么情况下可以接受体外反搏治疗？

答：应在心力衰竭患者病情稳定且做好容量管理的前提下才可选择体外反搏治疗。心力衰竭患者在体外反搏治疗期间应注意监测心率、血氧饱和度、肺部啰音和呼吸频率，必要时进行无创血流动力学监测。有明确的失代偿、容量负荷增加的患者应在病情稳定后再开始体外反搏治疗。

29. 室壁瘤患者能否接受体外反搏治疗？

答：体外反搏治疗本身对室壁瘤的影响不大，但室壁瘤本身的风险无时无刻不存在，若患者的室壁瘤进展较快则不建议做体外反搏治疗。室壁瘤大多为缺血性病因导致，并不是体外反搏治疗的禁忌证，但室壁瘤大、室壁薄、左心室功能差的患者需谨慎选择体外反搏治疗。有附壁血栓则是禁忌证。

30. 肿瘤患者能否接受体外反搏治疗？

答：如果肿瘤患者的心绞痛已严重影响生活质量，且患者有强烈的意愿行体外反搏治疗，应在充分告知患者风险而患者愿意承担不良后果后才可做体外反搏治疗，但医师不应主动推荐肿瘤患者行体外反搏治疗。

参考文献

［1］中国体外反搏临床应用专家共识起草专家委员会.中国体外反搏临床应用专家共识［J］.中国心血管病研究，2012，10（2）：81-92.

［2］伍贵富，杜志民.增强型体外反搏：理论与实践［M］.北京：人民卫生出版社，2012.

［3］伍贵富，郑振声，杜志民，等.容积型指脉波图监测及评价体外反搏效果的对照研究［J］.生物医学工程学杂志，1999，16（4）：493-496.

［4］中华医学会老年医学分会心血管病学组，《中华老年医学杂志》编辑委员会，中国生物医学工程学会体外反搏分会老年学组.老年人体外反搏临床应用中国专家共识（2019）［J］.中华老年医学杂志，2019，38（9）：953-961.

［5］蔡大卫.体外反搏［M］.上海：上海科学技术出版社，2004.

［6］张丹丹，王少华，马娟，等.增强型体外反搏对老年高血压患者血压的即刻作用和持续影响［J］.中华老年医学杂志，2021，40（12）：1512-1516.

［7］潘萌，张新霞.体外反搏在心脏康复中的应用进展［J］.中国心血管杂志，2016，21（2）：158-161.

［8］王怀阳，郑振声.体外反搏对剪切应力影响的实验研究［J］.生物医学工程学杂志，2001，18（4）：520-522.

［9］钱孝贤，陈燕铭，吴伟康，等.体外反搏提高切应力调节NO和cGMP机制的探讨［J］.南方医科大学学报，2006，26（7）：1003-1005.

［10］冷秀玉，曾武涛.国际体外反搏病人注册研究结果与评价［J］.心血管病学进展，2009，30（5）：743-746.

［11］徐玲，赵威，崔鸣，等.增强型体外反搏治疗改善血流切应力的研究

进展［J］. 心血管病学进展，2017，38（5）：527-531.

［12］叶苑. 体外反搏治疗冠心病不稳定型心绞痛的疗效分析［J］. 中国实用医药，2014，9（20）：12-13.

［13］曹佳齐，郑宏超，丁跃有，等. 增强型体外反搏治疗对非高危稳定型心绞痛患者疗效及心血管不良事件发生率的影响［J］. 临床和实验医学杂志，2020，19（5）：500-502.

［14］甄子英. 运动平板试验评估体外反搏治疗冠心病心绞痛疗效［J］. 吉林医学，2015，36（14）：3079.

［15］麻玉秀，鲁晓春，胡竞，等. 高龄冠心病心绞痛患者增强型体外反搏的疗效分析［J］. 中华老年心脑血管病杂志，2021，23（6）：597-599.

［16］陈素芹，李立鹏，蔡柳燕. 体外反搏在慢性心衰治疗中的疗效观察［J］. 中国实用医药，2015，10（26）：82-84.

［17］张远慧，范桂芬，李利华，等. 体外反搏对冠心病及左室功能的影响［J］. 第三军医大学学报，1983，5（1）：38-41.

［18］余晓霞. 体外反搏治疗慢性心力衰竭疗效观察［J］. 现代医药卫生，2007，23（7）：986-987.

［19］许项立，惠海鹏，侯玉清，等. 步行运动试验对充血性心力衰竭患者血浆可溶性炎性细胞因子和氧化应激的影响［J］. 中华心血管病杂志，2001，29（7）：405-409.

［20］薛小军，谭阳晖，杨智强，等. 体外反搏治疗缺血性心力衰竭的疗效及对心功能指标的影响研究［J］. 中国现代药物应用，2020，14（8）：46-47.

［21］曾丽玉. 体外反搏治疗糖尿病86例临床观察［J］. 医疗保健器具，2008，15（7）：20-21.

［22］杨燕，孙美珍，范慧琴，等. 脑卒中患者恢复期生活质量影响因素的研究［J］. 中华脑科疾病与康复杂志（电子版），2012，2（3）：135-140.

［23］金怡，孟殿怀，江钟立. 脑卒中患者日常生活活动能力恢复水平的动

态分析［J］.实用老年医学，2010，24（6）：472-474.

　　［24］瞿强，郁嫣嫣，杨蓉，等.体外反搏对脑梗死恢复期运动神经功能的疗效观察［J］.实用老年医学，2014，28（2）：133-135.

　　［25］周国强，黄宗青，肖剑伟，等.增强型体外反搏治疗急性缺血性卒中的临床疗效及预后评估［J］.中国神经精神疾病杂志，2017，43（3）：147-151.

　　［26］国际体外反搏学会，中国康复医学会心血管病专业委员会，中国老年学学会心脑血管病专业委员会.心血管疾病康复处方——增强型体外反搏应用国际专家共识［J］.中华内科杂志，2014，53（7）：587-590.

　　［27］陈怡锡，李小玲，张新霞，等.改良疗程增强型体外反搏对冠心病患者血管功能及心肺功能的疗效研究［J］.岭南心血管病杂志，2019，25（3）：247-251.

　　［28］郭琳琳，李盛楠，曹广智，等.不同疗程体外反搏对稳定型心绞痛疗效及炎症因子的影响［J］.中国心血管病研究，2014，12（4）：296-299.

　　［29］胡大一，伍贵富，郑振声.体外反搏的历史、现状与未来发展［J］.心血管病学进展，2009，30（5）：723-724.

　　［30］马璐璐，李予鲁，王丽兰.体外反搏用于椎-基底动脉系统TIA的疗效［J］.中国康复，2006，21（3）：192-193.

　　［31］谢甦.体外反搏治疗急性缺血性脑卒中的系统评价［D］.成都：四川大学，2007.

　　［32］刘麦仙，卢红，刘喜梅，等.体外反搏结合早期康复治疗脑梗死偏瘫的疗效观察［J］.中国物理医学与康复杂志，2003，25（3）：160-161.

　　［33］韩丽华，张铭芝.体外反搏治疗脑梗塞46例疗效的分析［J］.实用新医学，2000，2（10）：893.

　　［34］魏彬，杨斌.体外反搏与药物联合治疗脑梗塞效果观察［J］.承德医学院学报，1995（2）：126-128.

　　［35］徐龙宪，宗其.体外反搏并用药物综合治疗脑梗塞（附60例对比分

析）［J］.菏泽医学专科学校学报，1989，1（1）：58-60.

［36］陈汝仪，徐林福.心脑血管病体外反搏治疗的血流变性变化［J］.微循环学杂志，1993，5（1）：50-51.

［37］李莉，魏晓东，杨宏宇.体外反搏对血液流变性和血小板聚集性的影响［J］.微循环学杂志，1995，5（2）：32-33.

［38］岑治勋，刘海陵，陶国伟.体外反搏治疗动脉粥样硬化性脑梗塞及腔隙性脑梗塞74例的疗效观察［J］.广东医学院学报，1994，12（3）：231-232.

［39］姚薇萱，常国钧，徐兆强，等.SPECT评价体外反搏治疗缺血性脑血管病［J］.核技术，1996，19（11）：677-679.

［40］徐建民，牛敬忠，朱文炳，等.脑血栓形成患者体外反搏后血浆t-PA，PAI，D-dimer的变化及意义［J］.上海医科大学学报，1996，23（1）：19-21.

［41］杨思军，谷德祥，李飞，等.体外反搏治疗急性脑梗塞临床，TCD及脑血流γ-CBF定量观察［J］.现代医学仪器与应用，1996，8（3）：16-18.

［42］何国萍，赵云霞，刁凤英，等.体外反搏治疗缺血性脑血管病184例疗效观察［J］.黑龙江医学，1996（11）：12-13.

［43］杜丽娟，张鲁军，胡玉.体外反搏治疗脑梗死40例疗效观察［J］.医学理论与实践，2000，13（12）：740-741.

［44］孟仲蔚，胡鹰，贾连旺，等.体外反搏治疗脑梗塞70例疗效观察［J］.现代康复，2000，4（6）：894.

［45］牛敬忠，屈焕新，朱文炳.体外反搏对急性脑梗塞患者血浆ET、MDA及SOD作用的研究［J］.山东医药，2000，40（6）：11-12.

［46］何茂珍，徐义山.体外反搏配合药物治疗脑梗塞疗效观察［J］.湖北民族学院学报（医学版），2000，17（4）：50.

［47］马细兰，邹芳招，马胤.体外反搏联合药物治疗脑血栓形成疗效分析［J］.现代临床医学生物工程学杂志，2000，6（2）：59-67.

［48］刘新德，周成运.降纤酶加用EECP治疗脑梗死疗效分析［J］.河南实用神经疾病杂志，2001，4（2）：59-60.

［49］张瑞华.体外反搏治疗缺血性脑血管病［J］.中国康复，2001，16（3）：172-173.

［50］吴瑞良，石树人，葛慧芳，等.体外反搏对局部大脑血流量观察分析［J］.脑与神经疾病杂志，2001，9（5）：284-286.

［51］姚代蓉.体外反搏治疗脑血管意外恢复期118例临床观察［J］.四川医学，2003，24（6）：590-591.

［52］张金良，贾连旺，李杏珍.体外反搏对脑梗死及其血液流变学的疗效观察［J］.心血管康复医学杂志，2003，12（3）：242-243，228.

［53］李荣，吴伟，刘煜德，等.体外反搏配合中药治疗急性缺血性中风的疗效观察［J］.中西医结合心脑血管病杂志，2005，3（3）：221-223.

［54］杜贵海，高梁昌，田桂芹.体外反搏治疗缺血性脑血管病160例疗效观察［J］.山东医药，2005，45（17）：47.

［55］黄永光，李永鸿，李荣.增加型体外反搏（EECP）治疗脑卒中后血管性认知障碍的影响［J］.现代医院，2006，6（12）：36-38.

［56］李小敏，骆荣江，赵连旭，等.脑栓塞患者的视空间能力测评和体外反搏治疗［J］.中华全科医学，2011，9（7）：1008-1010.

［57］梁崎.体外反搏在缺血性脑血管病康复中的作用与机制［J］.心血管病学进展，2009，30（5）：749-752.

［58］伍贵富，杜志民，方典秋，等.体外反搏的生物力学效应与血管内皮功能［J］.中山大学学报（医学科学版），2005，26（2）：121-124，137.

［59］HAN J H, WONG K S. Is counterpulsation a potential therapy for ischemic stroke? ［J］.Cerebrovasc Dis，2008，26（2）：97-105.

［60］WILLIAMS K J，FEIG J E，FISHER E A. Rapid regression of atherosclerosis：insights from the clinical and experimental literature［J］.Nat Clin

Pract Cardiovasc Med，2008，5（2）：91-102.

［61］LIBBY P. Molecular and cellular mechanisms of the thrombotic complications of atherosclerosis［J］. J Lipid Res，2009，50（Suppl）：S352-S357.

［62］LI B，CHEN S，QI X，et al. The numerical study on specialized treatment strategies of enhanced external counterpulsation for cardiovascularand cerebrovascular disease［J］. Med Biol Eng Comput，2018，56（11）：1959-1971.

［63］WU G，DU Z，HU C，et al. Angiogenic effects of long-term enhanced external counterpulsation in a dog model of myocardial infarction［J］. Am J Physiol Heart Circ Physiol，2006，290（1）：H248-H254.

［64］SARDARI A，HOSSEINI S K，BOZORGI A，et al. Effects of enhanced external counterpulsation on heart rate recovery in patients with coronary artery disease ［J］. J Tehran Heart Cent，2018，13（1）：13-17.

［65］TIAN S，PAN W，PENG J，et al. Hemodynamic responses in carotid bifurcation induced by enhanced external counterpulsation stimulation in healthy controls and patients with neurological disorders［J］. Front Physiol，2021，12：717080.

［66］LIN W，XIONG L，HAN J，et al. External counterpulsation augments blood pressure and cerebral flow velocities in ischemic stroke patients with cerebral intracranial large artery occlusive disease［J］. Stroke，2012，43（11）：3007-3011.

［67］XIONG L，LIN W，HAN J，et al. Enhancing cerebral perfusion with external counterpulsation after ischaemic stroke：how long does it last？［J］. J Neurol Neurosurg Psychiatry，2016，87（5）：531-536.

［68］XIONG L，LIU D，WANG Y，et al. An index from transcranial Doppler signal for evaluation of stroke rehabilitation using external counterpulsation［J］. IEEE Trans Neural Syst Rehabil Eng，2021，29：1487-1493.

［69］ZHU W，LIAO R，CHEN Y，et al. Effect of enhanced extracorporeal counterpulsation in patients with non-arteritic anterior ischaemic optic neuropathy［J］.

增强型体外反搏 临床培训实用教程

Graefes Arch Clin Exp Ophthalmol, 2015, 253（1）：127-133.

［70］ZHANG Y, ZHANG Y, WANG Y, et al. Effects of enhanced external counterpulsation with different sequential levels on lower extremity hemodynamics［J］. Front Cardiovasc Med, 2021, 8：795697.

［71］CHATZIZISIS Y S, JONAS M, COSKUN A U, et al. Prediction of the localization of high-risk coronary atherosclerotic plaques on the basis of low endothelial shear stress：an intravascular ultrasound and histopathology natural history study［J］. Circulation, 2008, 117（8）：993-1002.

［72］STONE P H, SAITO S, Takahashi S, et al. Prediction of progression of coronary artery disease and clinical outcomes using vascular profiling of endothelial shear stress and arterial plaque characteristics the prediction study［J］. Circulation, 2012, 126（2）：172-181.

［73］ZHANG Y, HE X, LIU D, et al. Enhanced external counterpulsation attenuates atherosclerosis progression through modulation of proinflammatory signal pathway［J］. Arterioscler Thromb Vasc Biol, 2010, 30（4）：773-780.

［74］ZHANG Y, HE X, CHEN X, et al. Enhanced external counterpulsation inhibits intimal hyperplasia by modifying shear stress responsive gene expression in hypercholesterolemic pigs［J］. Circulation, 2007, 116（5）：526-534.

［75］GUROVICH A N, BRAITH R W. Enhanced external counterpulsation creates acute blood flow patterns responsible for improved flow-mediated dilation in humans［J］. Hypertens Res, 2013, 36（4）：297-305.

［76］XU L, CHEN X, CUI M, et al. The improvement of the shear stress and oscillatory shear index of coronary arteries during enhanced external counterpulsation in patients with coronary heart disease［J］. PLoS One, 2020, 15（3）：e0230144.

［77］ARORA R R, CHOU T M, JAIN D, et al. The multicenter study of enhanced external counterpulsation（MUST-EECP）：effect of EECP on exercise-induced myocardial ischemia and anginal episodes [J]. J Am Coll Cardiol, 1999, 33 (7): 1833-1840.

[78] LOH P H, CLELAND J G, LOUIS A A, et al. Enhanced external counterpulsation in the treatment of chronic refractory angina: a long-term follow-up outcome from the International Enhanced External Counterpulsation Patient Registry [J]. Clin Cardiol, 2008, 31 (4): 159-164.

[79] RAYEGANI S M, HEIDARI S, MALEKI M, et al. Safety and effectiveness of enhanced external counterpulsation (EECP) in refractory angina patients: a systematic reviews and meta-analysis [J]. J Cardiovasc Thorac Res, 2021, 13 (4): 265-276.

[80] LAWSON W E, HUI J C, LANG G. Treatment benefit in the enhanced external counterpulsation consortium [J]. Cardiology, 2000, 94 (1): 31-35.

[81] ZHANG C, LIU X, WANG X, et al. Efficacy of enhanced external counterpulsation in patients with chronic refractory angina on Canadian Cardiovascular Society (CCS) angina class: an updated meta-analysis [J]. Medicine (Baltimore), 2015, 94 (47): e2002.

[82] SAHEBJAMI F, MADANI F R, KOMASI S, et al. Refractory angina frequencies during 7 weeks treatment by enhanced external counterpulsation in coronary artery disease patients with and without diabetes [J]. Ann Card Anaesth, 2019, 22 (3): 278-282.

[83] MASUDA D, NOHARA R, HIRAI T, et al. Enhanced external counterpulsation improved myocardial perfusion and coronary flow reserve in patients with chronic stable angina; evaluation by (13) N-ammonia positron emission tomography [J]. Eur Heart J, 2001, 22 (16): 1451-1458.

[84] FARIBA E, NASER A, BABAK M, et al. Therapeutic effects of enhanced external counterpulsation (EECP) on clinical symptoms, echocardiographic

measurements, perfusion scan parameters and exercise tolerance test in coronary artery disease patients with refractory angina [J]. Int J Med Sci Public Health, 2013, 2 (2): 179–187.

[85] BUSCHMANN E E, UTZ W, PAGONAS N, et al. Improvement of fractional flow reserve and collateral flow by treatment with external counterpulsation (Art. Net. –2 Trial) [J]. Eur J Clin Invest, 2009, 39 (10): 866–875.

[86] FELDMAN A M, SILVER M A, FRANCIS G S, et al. Enhanced external counterpulsation improves exercise tolerance in patients with chronic heart failure [J]. J Am Coll Cardiol, 2006, 48 (6): 1198–1205.

[87] WU E, MÅRTENSSON J, DESTA L, et al. Predictors of treatment benefits after enhanced external counterpulsation in patients with refractory angina pectoris [J]. Clin Cardiol, 2021, 44 (2): 160–167.

[88] URANO H, IKEDA H, UENO T, et al. Enhanced external counterpulsation improves exercise tolerance, reduces exercise–induced myocardial ischemia and improves left ventricular diastolic filling in patients with coronary artery disease [J]. J Am Coll Cardiol, 2001, 37 (1): 93–99.

[89] BOZORGI A, MEHRABI NASAB E, SARDARI A, et al. Effect of enhanced external counterpulsation (EECP) on exercise time duration and functional capacity in patients with refractory angina pectoris [J]. J Tehran Heart Cent, 2014, 9 (1): 33–37.

[90] SUBRAMANIAN R, NAYAR S, MEYYAPPAN C, et al. Effect of enhanced external counter pulsation treatment on aortic blood pressure, arterial stiffness and ejection fraction in patients with coronary artery disease [J]. J Clin Diagn Res, 2016, 10 (10): OC30–OC34.

[91] EFTEKHARI A, MAY O. The immediate hemodynamic effects of enhanced external counterpulsation on the left ventricular function [J]. Scand Cardiovasc J,

参考文献

2012, 46（2）：81–86.

　[92] CASEY D P, BECK D T, NICHOLS W W, et al. Effects of enhanced external counterpulsation on arterial stiffness and myocardial oxygen demand in patients with chronic angina pectoris [J]. Am J Cardiol, 2011, 107（10）：1466–1472.

　[93] LOUNSBURY P, ELOKDA S A, SITZMANN J, et al. Efficacy of external counterpulsation enhanced with outpatient cardiac rehabilitation [J]. European Journal of Physiotherapy, 2016, 18（1）：27–33.

　[94] HASHEMI M, HOSEINBALAM M, KHAZAEI M. Long–term effect of enhanced external counterpulsation on endothelial function in the patients with intractable angina [J]. Heart Lung Circ, 2008, 17（5）：383–387.

　[95] BRAITH R W, CONTI C R, NICHOLS W W, et al. Enhanced external counterpulsation improves peripheral artery flow–mediated dilation in patients with chronic angina: a randomized sham–controlled study [J]. Circulation, 2010, 122（16）：1612–1620.

　[96] LIANG J, SHI J, WEI W, et al. External counterpulsation attenuates hypertensive vascular injury through enhancing the function of endothelial progenitor cells [J]. Front Physiol, 2020, 11：590585.

　[97] OBI S, MASUDA H, SHIZUNO T, et al. Fluid shear stress induces differentiation of circulating phenotype endothelial progenitor cells [J]. Am J Physiol Cell Physiol, 2012, 303（6）：C595–C606.

　[98] YANG Z, XIA W H, ZHANG Y Y, et al. Shear stress–induced activation of Tie2–dependent signaling pathway enhances reendothelialization capacity of early endothelial progenitor cells [J]. J Mol Cell Cardiol, 2012, 52（5）：1155–1163.

　[99] BRAITH R W, CASEY D P, BECK D T. Enhanced external counterpulsation for ischemic heart disease: a look behind the curtain [J]. Exerc Sport Sci Rev, 2012, 40（3）：145–152.

［100］LEE D Y, CHIU J J. Atherosclerosis and flow: roles of epigenetic modulation in vascular endothelium ［J］. J Biomed Sci, 2019, 26（1）: 56.

［101］CAI D, WU R, SHAO Y. Experimental study of the effect of external counterpulsation on blood circulation in the lower extremities ［J］. Clin Invest Med, 2000, 23（4）: 239-247.

［102］WU G F, DU Z M, HU C H, et al. Microvessel angiogenesis: a possible cardioprotective mechanism of external counterpulsation for canine myocardial infarction ［J］. Chin Med J（Engl）, 2005, 118（14）: 1182-1189.

［103］CONKLIN B S, ZHONG D S, ZHAO W, et al. Shear stress regulates occludin and VEGF expression in porcine arterial endothelial cells ［J］. J Surg Res, 2002, 102（1）: 13-21.

［104］WRAGG J W, DURANT S, MCGETTRICK H M, et al. Shear stress regulated gene expression and angiogenesis in vascular endothelium ［J］. Microcirculation, 2014, 21（4）: 290-300.

［105］DIXIT M, BESS E, FISSLTHALER B, et al. Shear stress-induced activation of the AMP-activated protein kinase regulates FoxO1a and angiopoietin-2 in endothelial cells ［J］. Cardiovasc Res, 2008, 77（1）: 160-168.

［106］TRESSEL S L, HUANG R P, TOMSEN N, et al. Laminar shear inhibits tubule formation and migration of endothelial cells by an angiopoietin-2 dependent mechanism ［J］. Arterioscler Thromb Vasc Biol, 2007, 27（10）: 2150-2156.

［107］KOLLURU G K, SINHA S, MAJUMDER S, et al. Shear stress promotes nitric oxide production in endothelial cells by sub-cellular delocalization of eNOS: a basis for shear stress mediated angiogenesis ［J］. Nitric Oxide, 2010, 22（4）: 304-315.

［108］SHAH S A, SHAPIRO R J, MEHTA R, et al. Impact of enhanced external counterpulsation on Canadian Cardiovascular Society angina class in patients with chronic stable angina: a meta-analysis [J]. Pharmacotherapy, 2010, 30（7）: 639-645.

[109] LAWSON W E, HUI J C, KENNARD E D, et al. Two-year outcomes in patients with mild refractory angina treated with enhanced external counterpulsation [J]. Clin Cardiol, 2006, 29（2）: 69-73.

[110] TARTAGLIA J, STENERSON JR J, CHARNEY R, et al. Exercise capability and myocardial perfusion in chronic angina patients treated with enhanced external counterpulsation [J]. Clin Cardiol, 2003, 26（6）: 287-290.

[111] SINVHAL R M, GOWDA R M, KHAN I A. Enhanced external counterpulsation for refractory angina pectoris [J]. Heart, 2003, 89（8）: 830-833.

[112] LAWSON W E, HUI J C, COHN P F. Long-term prognosis of patients with angina treated with enhanced external counterpulsation: five-year follow-up study [J]. Clin Cardiol, 2000, 23（4）: 254-258.

[113] LOH P H, LOUIS A A, WINDRAM J, et al. The immediate and long-term outcome of enhanced external counterpulsation in treatment of chronic stable refractory angina [J]. J Intern Med, 2006, 259（3）: 276-284.

[114] STYS T P, LAWSON W E, HUI J C, et al. Effects of enhanced external counterpulsation on stress radionuclide coronary perfusion and exercise capacity in chronic stable angina pectoris [J]. Am J Cardiol, 2002, 89（7）: 822-824.

[115] MICHAELS A D, RAISINGHANI A, SORAN O, et al. The effects of enhanced external counterpulsation on myocardial perfusion in patients with stable angina: a multicenter radionuclide study [J]. Am Heart J, 2005, 150（5）: 1066-1073.

[116] NOVO G, BAGGER J P, CARTA R, et al. Enhanced external counterpulsation for treatment of refractory angina pectoris [J]. J Cardiovasc Med, 2006, 7（5）: 335-339.

［117］ARORA R R，SHAH A G. The role of enhanced external counterpulsation in the treatment of angina and heart failure ［J］. Can J Cardiol, 2007, 23 (10)：779-781.

［118］KONIGSTEIN M，GIANNINI F，BANAI S. The reducer device in patients with angina pectoris: mechanisms, indications, and perspectives ［J］. Eur Heart J, 2018, 39 (11)：925-933.

［119］TECSON K M，SILVER M A，BRUNE S D，et al. Impact of enhanced external counterpulsation on heart failure rehospitalization in patients with ischemic cardiomyopathy ［J］. Am J Cardiol, 2016, 117 (6)：901-905.

［120］MELIN M，MONTELIUS A，RYDéN L，et al. Effects of enhanced external counterpulsation on skeletal muscle gene expression in patients with severe heart failure ［J］. Clin Physiol Funct Imaging, 2018, 38 (1)：118-127.

［121］HAN J H，LEUNG T W，LAM W W. Preliminary findings of external counterpulsation for ischemic stroke patient with large artery occlusive disease ［J］. Stroke, 2008, 39 (4)：1340-1343.

［122］BATYSHEVA T T，PIVOVARCHIK E M，ZAïTSEV K A，et al. The first use of external counterpulsation for the rehabilitation treatment of post-stroke patients ［J］. Zh Nevrol Psikhiatr Im SS Korsakova, 2009, 109 (6)：38-40.

［123］TASK FORCE MEMBERS，MONTALESCOT G，SECHTEM U，et al. 2013 ESC guidelines on the management of stable coronary artery disease: the Task Force on the management of stable coronary artery disease of the European Society of Cardiology ［J］. Eur Heart J, 2013, 34 (38)：2949-3003.

［124］LIN W，XIONG L，HAN J，et al. Increasing pressure of external counterpulsation augments blood pressure but not cerebral blood flowvelocity in ischemic stroke ［J］. J Clin Neurosci, 2014, 21 (7)：1148-1152.

［125］LIN W，HAN J，CHEN X，et al. Predictors of good functional outcome in counterpulsation-treated recent ischaemic stroke patients［J］. BMJ Open, 2013, 3（6）: e002932.

［126］World Health Organization. World health report 2004: changing history ［R］. Geneva: WHO, 2004.

［127］LOPEZ A D, MURRAY C C. The global burden of disease, 1990-2020 ［J］. Nat Med, 1998, 4（11）: 1241-1243.

［128］MORAN A, GU D, ZHAO D, et al. Future cardiovascular disease in china: markov model and risk factor scenario projections from the coronary heart disease policy model-china［J］. Circ Cardiovasc Qual Outcomes, 2010, 3（3）: 243-252.

［129］CAPRIE Steering Committee. A randomised, blinded, trial of clopidogrel versus aspirin in patients at risk of ischaemic events（CAPRIE）［J］. Lancet, 1996, 348（9038）: 1329-1339.

［130］Anon. The International Stroke Trial（IST）: a randomised trial of aspirin, subcutaneous heparin, both, or neither among 19435 patients with acute ischaemic stroke［J］. Lancet, 1997, 349（9065）: 1569-1581.

［131］FORBES C D. Secondary stroke prevention with low-dose aspirin, sustained release dipyridamole alone and in combination［J］. Thromb Res, 1998, 92（1 Suppl 1）: S1-S6.

［132］BROWN B G, ZHAO X Q, SACCO D E, et al. Lipid lowering and plaque regression. New insights into prevention of plaque disruption and clinical events in coronary disease［J］. Circulation, 1993, 87（6）: 1781-1791.

［133］AMARENCO P, BOGOUSSLAVSKY J, CALLAHAN A 3RD, et al. High-dose atorvastatin after stroke or transient ischemic attack［J］. N Engl J Med, 2006, 355（6）: 549-559.

［134］ZHENG Z S, LI T M, KAMBIC H, et al. Sequential external counterpulsation（SEECP）in China［J］. Trans Am Soc Artif Intern Organs, 1983,

29: 599–603.

[135] SURESH K, SIMANDL S, LAWSON W E, et al. Maximizing the hemodynamic benefit of enhanced external counterpulsation [J]. Clin Cardiol, 1998, 21（9）: 649–653.

[136] WERNER D, SCHNEIDER M, WEISE M, et al. Pneumatic external counterpulsation: a new noninvasive method to improve organ perfusion [J]. Am J Cardiol, 1999, 84（8）: 950–952, A7–A8.

[137] APPLEBAUM R M, KASLIWAL R, TUNICK P A, et al. Sequential external counterpulsation increases cerebral and renal blood flow [J]. Am Heart J, 1997, 133（6）: 611–615.

[138] WERNER D, MARTHOL H, BROWN C M, et al. Changes of cerebral blood flow velocities during enhanced external counterpulsation [J]. Acta Neurol Scand, 2003, 107（6）: 405–411.

[139] ALEXANDROV A W, RIBO M, WONG K S, et al. Perfusion augmentation in acute stroke using mechanical counter-pulsation-phase IIa: effect of external counterpulsation on middle cerebral artery mean flow velocity in five healthy subjects [J]. Stroke, 2008, 39（10）: 2760–2764.

[140] LIN W, XIONG L, HAN J, et al. External counterpulsation augments blood pressure and cerebral flow velocities in ischemic stroke patients with cerebral intracranial large artery occlusive disease [J]. Stroke, 2012, 43（11）: 3007–3011.

[141] XIONG L, LIN W, HAN J, et al. Enhancing cerebral perfusion with external counterpulsation after ischaemic stroke: how long does it last? [J]. J Neurol Neurosurg Psychiatry, 2016, 87（5）: 531–536.

[142] LIN W, HAN J, CHEN X, et al. Predictors of goodfunctional outcome incounterpulsation-treatedrecent ischaemic stroke patients [J]. BMJ Open, 2013, 3（6）: e002932.

［143］BARSNESS G W. Enhanced external counterpulsation in unrevascularizable patients［J］. Curr Interv Cardiol Rep，2001，3（1）：37–43.

［144］KERSTEN J R，PAGEL P S，CHILIAN W M，et al. Multifactorial basis for coronary collateralization：a complex adaptive response to ischemia［J］. Cardiovasc Res，1999，43（1）：44–57.

［145］GAN L，MIOCIC M，DOROUDI R，et al. Distinct regulation of vascular endothelial growth factor in intact human conduit vessels exposed to laminar fluid shear stress and pressure［J］. Biochem Biophys Res Commun，2000，272（2）：490–496.